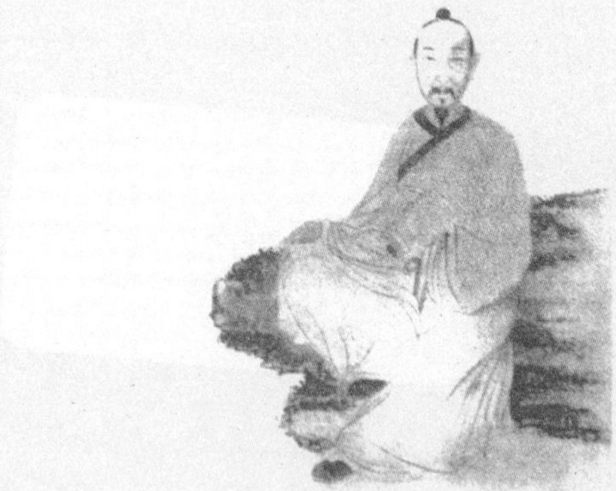

临产须知全集校注

山西中医学院图书馆藏本影印

清·傅山 著

赵怀舟 等校注

朱建华 等整理

贾治中 审阅

學苑出版社

图书在版编目(CIP)数据

《临产须知全集》校注/〔清〕傅山著；赵怀舟等校注；朱建华等整理. —北京：学苑出版社，2012.7
ISBN 978-7-5077-4068-4

Ⅰ.①临… Ⅱ.①傅…②赵…③朱… Ⅲ.①中医产科学-中国-清代 Ⅳ.①R271.4

中国版本图书馆 CIP 数据核字(2012)第 159885 号

责任编辑：陈　辉　付国英
出版发行：学苑出版社
社　　址：北京市丰台区南方庄 2 号院 1 号楼
邮政编码：100079
网　　址：www.book001.com
电子信箱：xueyuan@public.bta.net.cn
销售电话：010-67675512、67678944、67601101(邮购)
经　　销：新华书店
印 刷 厂：北京市广内印刷厂
开本尺寸：890×1240　1/32
印　　张：10.75
字　　数：110 千字
印　　数：1—3000 册
版　　次：2012 年 7 月第 1 版
印　　次：2012 年 7 月第 1 次印刷
定　　价：28.00 元

《临产须知全集》校注

〔清〕傅 山 著

赵怀舟 赵尚华 杨继红 校注
王占成 葛 红 葛敬生

朱建华 罗海瑛 郝 娟 整理
温 静 张 凡 毛海飞

贾治中 审阅

钱序

一般认为傅山（1607～1684）的代表医著是《傅青主女科》，《傅青主女科》最早版本是道光七年丁亥（1827）张凤翔版。最近发现的题名『傅青主先生秘传』的《临产须知全集》（下简称《临产须知》）一书刊刻于道光五年乙酉（1825），将傅山医著首次出版时间提前了二年。

《临产须知》与《傅青主女科》之《产后编》关系极为密切。《临产须知》凡三卷，上卷二十七小节，中卷四十三小节，皆为《产后编》收录，仅有少量文字增删和句段调整。《临产须知》下卷收方四十一首，《产后编·补集》有方七首，其中六首亦见于《临产须知》下卷。

辨章学术、考镜源流是中医文献研究的重要任务，而这一工作的基础是优秀版本的发现与利用。《临产须知》一书的发现，为深入考证傅山医著的真赝、传承、演变提供了珍贵史料。

《临产须知》明确指出其文献来源与单南山《胎产指南》密切相关。李经纬《中医人物辞典》云：『单南山，清初医家，浙江绍兴人，精妇科胎产诸疾。胎前悉以丹溪安胎饮为主，产后悉以生化汤为主。尝著《胎产指南》八卷，按病论治，证论详备。康熙二十五年（1686）此书为素园所得，传于子孙。道光间丁兰谷加以辑订，易名《胎产症治录》。』《胎产指南·卷七·上》『产后论解三十二症医方』几乎为《临产须知》中卷『产后诸症治法』四十三症全部收录。《临产须知》除未收《胎产指南》最后一节『产后癫狂』外，新增十二条目，这种减一加十二的结果就成为四十三症。《临产须知》新增的十二个条目是：十一、类伤寒三阴症；十七、遗尿；十八、误破尿胞；二十六、咳嗽；二十九、膨胀；三十五、虚劳指节冷痛头汗不止；三十八、胁痛；三十九、阴痛；四十、恶露日久不散；四十一、乳疯；四十二、风甚；四十三、不语。

这十二个条目，有些是从《胎产指南·产后论解三十二症医方》卷七上某些条目中分化出来的：如《临产须知·十一、类伤寒三阴症》是从《胎产指南·十、产后类伤寒二阳症》中分离出来；《临产须知·三十五、虚劳指节冷痛头汗不止》是从《胎产指南·二十七、产后遍身疼痛》中分离出来的。有些条目则是出自《胎产指南》其他篇章，比如《临产须知·三十九、阴痛》移自《胎产指南》卷六『产后二十九症医方』的第二十三症。而《临产须知

·四十三·不语》与《胎产指南》卷七下『增补产后十二症』第十症相关。除此之外，尚有五、六个条目不详其出处。

通过深入分析不同著作之间的相互联系，有助于厘清相关学术内容的历史脉络。《临产须知》一书不仅因其广泛应用生化汤而在产科临床方面有巨大影响，而且因为它与署名傅山的其他医著如《大小诸症方论》等书的真赝之辨也有重要关系，因而《临产须知》在傅山学术思想研究中占有重要地位。

傅山不是生化汤方的创始者。由于此方用广多效，医家推崇此方创自傅山。有人把《生化篇》竟指为傅山撰（见《全国中医联目》）。明王纶（1453~1510）《王节斋先生医案》已有生化汤治验，是此方历史较为悠久，傅山善学善用罢了。

《临产须知》作者是否是傅山？一言难定。《临产须知》抄本出自山西平定州孙毓芝，孙毓芝嘉庆六年（1801）辛酉科举人，心存救济，体恤民瘼，关心医方，而不临证，断非伪造此书。明崇祯十七年甲申（1644）国变，傅山蓄发入道，流寓四方，寓平定时间长次数多，屡见其诗文记载中，不时为人治病，医方散在民间，好事者掇集医方，粗加编订，抄录相传，初成规模，是《临产须知》有傅山医方若干，可以信从。如《临产须知》卷三收录医方四十余首，突兀出现『又录傅先生定胎方』一句，显示此方来源之显赫与重要，则此方出自傅山之运用当为可信。然而《临产须知》又非皆出自傅山手。论述证候，语言不洁，泥沙较多，绝非傅山手笔。傅山撰文崇简去繁，云：「《老》简于《庄》，《孔》简于《孟》。简者，其至乎？」认为写作简练是最高境界。又卷中「四十三症」确考出自单南山，而众多医家及《中国中医总目》称《产科四十三症》傅山撰，均有待详读诸书，抽其条绪，逐渐得出较为合理结论。

虽然《临产须知》早于《傅青主女科》二年出版，但它距傅山过世达141年。此书是否为傅山先生手自编订还是后人掇集遗方，有待继续深入考证。

需要特别指出并加以表彰者，《临产须知》影印底本的提供者是山西民间研究傅山医著版本和书法真伪用力甚勤的葛敬生先生和山西中医学院的贾治中先生。葛敬生先生是笔者多年的朋友，贾治中先生是山西中医学院医古文教授，是我的同行。二位先生均表示「要不就不做，要做就做到最好」，均同意足本影印出版此书。这是一种不计个人得失，只求推进学术发展的无私的敬业精神。

贾本和葛本《临产须知》今年1月底2月初，先后由我的学生山西省中医药研究院基础所的赵怀舟同志寄到我处。书到之时，正值旧历壬辰新年元宵节前后，窗外喧闹之声不绝于耳，但它们不能打动我细细翻阅二书的热情。发黄略脆的纸张在指间轻轻翻卷移动的同时，我的耳畔又响起了傅山先生对其后人谆谆教导的话语来：『人无百年不死之人，所留在天地间，可以增光岳之气，表五行之灵者，只此文章耳。』『「观其户寂若无人，披其帷其人斯在」吾愿尔为此等人也。』

我衷心希望，目前分别收藏于国家图书馆和北京大学图书馆的傅山批注的两部赵府居敬堂版《黄帝内经》能够在不久的将来影印出版。

北京中医药大学、北京市钱超尘人文学术传承工作室

钱超尘于二〇一二年四月十六日

前言

清道光五年乙酉（1825）刘朴庵序刊的《临产须知全集》一书，是目前已知较早的题名傅山撰述的著作之一。其书刊成时间比目前已知最早的张凤翔序刊本《傅青主女科》还要早两年。由于此书流传不广，以致收书宏富的《中国中医古籍总目》中，也未明确著录该书。其书『07955 临产须知方论、产后诸证方论』条下提示：中国医学科学院图书馆藏有『著者佚名』的清抄本一部。从其书名中显示的体例形制判断，这个清抄本可能与本书有一定的关系，但最终的是否判断尚需通过实际考察才能确定。

《临产须知全集》一书的原藏者是山西中医学院的贾治中教授（1937～）。贾治中教授长期以来积极支持我院图书馆的馆藏建设，二〇一一年十二月二十三日贾治中先生翻检旧藏时发现了这部《临产须知全集》，此书现已归藏本馆。

为了弘扬傅山医学研究，经贾治中教授同意，本馆决定影印本书。工作中、后期，又得以见到更好一些的本子。今天《临产须知全集》一书在多方努力下，得以全面、完整地影印出版，并附以简体校注本，本馆部分人员参与了本书的校勘和整理。

我们感谢提供书籍底本者贾治中教授、葛敬生先生的无私奉献！感谢北京中医药大学钱超尘教授赐序和联系出版事宜！感谢赵怀舟同志为本书撰写「《临产须知全集》是傅山医著研究中不应忽视的一部著作」一文。也祝愿傅山医著的研究在山西乃至全国得到更加广泛深入的展开，并渐次取得更为重要的学术成果。

山西中医学院图书馆

二〇一二年四月二十四日

目录

临产须知初集 …… 一
刘朴庵叙 …… 一
罗硕庵叙 …… 三
凡例 …… 四
傅青主先生秘传产门方论 …… 五
产后总论 …… 五
《临产须知》目录 …… 九
临产须知方论 …… 一〇
一、正产 …… 一〇
二、伤产 …… 一〇
三、调产 …… 一一
四、催产 …… 一一
五、坐产 …… 一二
六、冻产 …… 一二
七、热产 …… 一二
八、横产 …… 一三
九、倒产 …… 一四
十、偏产 …… 一四
十一、碍产 …… 一五
十二、盘肠产 …… 一五
十三、难产 …… 一六
十四、死产 …… 一七

十五、下胞……一七
十六、断脐带……一九
十七、临产保护……二〇
十八、临产调理……二一
十九、逆产横生……二二
二十、临产要言……二六
二十一、孕家须预修合……二七
二十二、新产论……二七
二十三、产后用药十误……二九
二十四、产后忌食物品……三〇
二十五、产后危急诸症……三一
二十六、产后寒热……三二
二十七、胎前患伤寒疟疾
堕胎等症……三四

产后治法二集……三六

《产后诸症治法》目录……三六

傅先生产后诸症治法方论……三八

一、血块……三八
二、血晕……四〇
三、厥症……四三
四、血崩……四五
五、气短似喘……四七
六、妄言妄见……四八
七、伤食……五〇
八、忿怒……五二
九、类疟……五四
十、类伤寒二阳症……五六
十一、类伤寒三阴症……五八
十二、类中风……六〇

十三、类痉……六二
十四、出汗……六三
十五、盗汗……六五
十六、口渴又兼小便不利……六六
十七、遗尿……六七
十八、误破尿胞……六七
十九、患淋沥小便艰难……六八
二十、便数……六九
二十一、泄泻……七〇
二十二、完谷不化……七二
二十三、痢……七三
二十四、霍乱……七六
二十五、呕逆不食……七七
二十六、咳嗽……七九
二十七、水肿……八一
二十八、流注……八二
二十九、膨胀……八四
三十、怔忡惊悸……八六
三十一、骨蒸……八八
三十二、心痛……八九
三十三、腹痛……九〇
三十四、小腹痛……九一
三十五、虚劳指节冷痛头汗不止……九二
三十六、遍身疼痛……九二
三十七、腰痛……九三
三十八、胁痛……九五
三十九、阴痛……九五
四十、恶露日久不散……九七
四十一、乳疯……九八
四十二、风甚……一〇一

四十三、不语……………………一〇二

附录杂方三集……………………一〇四

附录保产仙方……………………一〇四
附集：此方专治久病不寐……………………一〇五
又方治小儿口疮牙疳……………………一〇五
又录傅先生定胎方……………………一〇五
接骨神方……………………一〇六
又方青皮四两……………………一〇六
补集：产后大便不通等
生化汤加减……………………一〇六
炼蜜枣法……………………一〇七
又方蓖油或猪胆导法……………………一〇七
保产无忧散……………………一〇七
滑胎煎……………………一〇八
治产后鸡爪风……………………一〇八
催生方……………………一〇八
百效膏……………………一〇九
人马平安散……………………一〇九
治心口痛方……………………一一〇
又方……………………一一〇
大资生丸方……………………一一〇
卫生馆大健脾丸原方……………………一一一
豆豉方……………………一一二
健脾丸……………………一一二
尿白方……………………一一二
又方……………………一一三
又方……………………一一三
又方……………………一一三
木耳丸……………………一一四
治腹痛寒积食积方……………………一一四

治乳疼方……一一四
伤风腿疼方……一一四
猪悬蹄丸……一一四
治疥方……一一五
治寸白虫方……一一五
解暑方……一一五
治夏日中暑气红白痢疾方……一一六
滋阴补水方……一一六
治腿上湿疮方……一一六
治杨梅疮方……一一七
洗杨梅方……一一七
膏药方……一一七
洗胎毒方……一一七
应验救急良方……一一八
《临产须知全集》是傅山医著研究中不应忽视的一部著作……一二一
《临产须知全集》之板框报告……一四八
后记……一五八
《临产须知全集》影印……一七一

临产须知初集

刘朴庵叙[1]

昔范文正公少时尝曰：『吾不能为良相，必为良医。』陆宣公晚年居家，尤留心于医，闻有秘方，必手自抄录。夫二公为一代名臣，丰功伟绩，照人耳目，而于医学，皆三致意焉，则其心之切于救人可知矣。然求之后世，能如二公之存心者盖寡。

乙酉[2]岁，予馆龙邑也园。适有罗君硕庵，袖《产门方论》一册，将欲付梓，请叙于予。曰：『此吾西宾孙先生讳毓芝之所藏秘本也。盖昔傅青主先生手著是编，未传于世，孙先生不忍久湮，因出此书，命抄录传送，以图发刻，今将体其志而成之也。』

予览其书，分门别类，无症不备，无方不全。治一病必发明受病之因，用一药必指示用

---

① 此标题原无，系核校者所加。

② 乙酉：指道光五年乙酉（1825）。

药之故，曲折详尽，诚卫生之善道，救死之良方也。以视夫范、陆二公，其心之切于救人，岂有异哉？则孙先生之欲发刊以公诸世也亦宜。且医书浩繁，观览为难，岐黄之家，尚艰博涉，文墨之士，奚暇旁搜？苟非篇章省约，词义了然，则批阅不得其解，治疗安所取裁？

是书先明病症，次付药方，理明词简，即令不知医之人读之，亦了如指掌，诚医林不可不有之书。而罗君硕庵自山右携至龙邑，捐资发刊，广为传播，其乐善之志亦有足嘉云。是为序。

时道光乙酉岁孟秋月仙坞刘朴庵书于也园西轩

罗硕庵叙①

此愚孙先生讳毓芝所藏秘本也。先生山西平定州人氏，辛酉②科举人，秉性豪迈，存心施济，与人言论好谈因果。因出此书，令人抄出，以图合力捐资，发刻公世。今幸赖诸同事之力得以成先生之志也。因略述其所从来而付之于梓。

道光岁次乙酉孟秋月　罗硕庵书

---

① 此标题原无，系核校者所加。

② 辛酉：指嘉庆六年辛酉（1801）。

凡例①

一、卷中有脱略差错处，未敢妄意增改，悉照原本抄出，以俟高明之斟酌也。

一、《附集》杂方亦系从原本抄来，惟救急良方是愚增入，余不敢任意多增，以掩本来之面目。

一、是书之刻实由诸君子合力赞成，故将所捐银数附于卷后，以见人有同善之志。

一、是书虽已发刻，然数百余本，所传有限。其有乐善君子，共相鼓舞，捐资刻送，广为传布，则愚更有厚望焉。

① 此标题原无，系核校者所加。

傅青主先生秘传产门方论①

产后总论

南山单养贤②增补

凡病起于血气之衰，脾胃之虚，而产后尤甚。是以丹溪先生论产③，必当大补血气，虽有他症以末治之。夫产后忧惊劳倦，气血暴虚，诸症乘虚易袭。如有气无专耗散，有食无专消导。热不可用芩、连，寒不可用桂、附。寒则血块停滞，热则新血崩流。至若中虚外感，见三

① 傅青主先生秘传产门方论：校者案，《产门方论》当是本书最初的书名。本书刘朴庵序中提到『罗君硕庵袖《产门方论》一册』云云，亦用此名。另按，『傅青主先生秘传某某方论』的书写格式影响了《大小诸证方论》的全书格调，其书分小儿科和杂症两大部分，即分别冠以『傅青主先生秘传小儿科方论』和『傅青主先生秘传杂症方论』。

② 贤：此字原脱，据人名补。单养贤，字南山。清初浙江绍兴府人。精医术，以妇产科著称。著有《胎产指南》八卷、《明易产科》六卷、《广嗣真诠》一卷，刊刻于世。校者案，《胎产指南》原本撰名失载，咸丰六年丙辰（1856）陈彩钟序刊其书时，方冠其名曰『指南』。本次校刊所用的《指南》版本主要为曹炳章辑中国医学大成本，也偶然参考1996年5月人民卫生出版社出版的叶青校本（其底本为『清咸丰七年四明欧立三堂刻本』）。

③ 丹溪先生论产：朱丹溪《金匮钩玄·妇人科·产后补虚》卷三中说：『必用大补气血，虽有杂证，以末治之。当清热、补气血。』

阳表症之多似可汗也，在①产后而用麻黄则重竭其阳；见三阴里症之多似可下也，在产后而用承气则重亡其阴。耳聋、胁痛，乃肾虚恶露之停，休用柴胡；谵语、汗出，乃元弱似邪之症，毋同胃实。厥由阳气之衰，难②分寒热，非大补不能回阳而起弱；痉由阴血之亏，毋论刚柔，非滋荣不能舒筋而活络。又有乍寒乍热，发作有期，症似疟也，如以疟治，迁延难愈；神不守舍，言语无伦③，病似邪也，若以邪治，危亡可待。去血过多而大便燥结，肉苁蓉加于生化，非润肠承气之能通；去汗过多而小便短涩，六君子倍用参、芪，必生津助液之能利。加参生化频服救产后之危，长生活命④屡用苏绝谷之人。癞疝脱肛⑤，多是气虚下陷，补中益气之方；口噤拳挛，乃因血燥类风，加参生化之剂。产户入风而痛甚，服宜羌活养荣汤⑥；玉门

---

① 在：原刻略似「任」字，据上下文义酌定其字形。
② 难：《胎产指南·凡产论病》卷三作「虽」。《傅青主女科·产后编》作「无」。校者案，本次校刊所用的《女科》版本为太邑友文堂刻本。
③ 伦：原误作「论」，据《胎产指南·凡产论病》卷三改。
④ 长生活命：指本书卷中「七、伤食」所附之「长生活命丹」，由人参、锅焦二味组成。彼处曾云：「此方曾活数十人。」
⑤ 脱肛：原误作「脱肚」，据《胎产指南·凡产论病》卷三改。
⑥ 羌活养荣汤：《胎产指南·凡产论病》卷三作「羌活养荣」，无「汤」字。但本书卷中「三十九、阴痛」选「祛风定痛汤」治本病。

伤冷而不闭，洗宜蛳兔萸硫散①。怔忡惊悸，生化汤加以定志；似邪恍惚，安神丸助以归脾。因气而闷满虚烦，生化汤加木香为佐；因食而嗳酸恶食，六君子加神曲、麦芽②为良。苏木、莪术大能破血，青皮、枳壳最消满胀。一应耗气破血之药，汗吐宜下之策，止可施于壮③实，岂宜用于胎产哉④。大抵新产之后，先问恶露如何？块痛未除，未可遽加芪、术；腹中痛止，补中益气汤⑤无疑。至若亡阳汗脱，气虚喘促，频服加参生化，是从权也；又如亡阴火热⑥，

---

① 蛳兔萸硫散：《胎产指南·凡产论病》卷三作「五味倍参生化」。但本书卷上「十九、逆产横生」后附方「治子宫不收，产门不闭」用「加味芎归汤」。校者案，此处的「蛳」字恐系「蛇」或「床」字之讹。《千金要方·妇人方中·杂治第八》卷三中有「治产劳玉门开而不闭方：硫黄（四两），吴茱萸（一两半），菟丝子（一两六铢），蛇床子（一两）。右四味为散，以水一升，煎二方寸匕，洗玉门，日再。」

② 加神曲麦芽：《傅青主女科·产后编》同。《胎产指南·凡产论病》卷三作「入神曲」3字。校者案，《产后总论》通篇用近似对仗之语写成，从文理角度审视当以「入神曲」为是，从医理角度审视再加麦芽未为不可。

③ 壮：原误作「状」，今正之。

④ 哉：《傅青主女科·产后编》同。《胎产指南·凡产论病》卷三无。

⑤ 汤：《傅青主女科·产后编》同。《胎产指南·凡产论病》卷三无。校者案，从文理角度看此字系蛇足，从医理角度看有此意更明。

⑥ 亡阴火热：《傅青主女科·产后编》同。《胎产指南·凡产论病》卷三作「阴亡大热」。

血崩厥晕，速煎生化原方，乃救急也。言虽未尽，其意大略如是而已。王太仆云[①]：『治下补下制以急，缓则道路远而力微，急则气味厚而力重。』故治产当尊丹溪而固本，服法宜效太仆以频加。凡附[②]生死之寄术[③]，须着意于极危[④]；欲免[⑤]俯仰之无愧，用存心于爱物。此虽未尽产症之详，然所闻一症，皆援近乡治验[⑥]为据，亦未必无小补云耳。

---

①王太仆云：校者案，此处作者引用的王冰校语是经过化裁的，并非王冰原文。《素问·至真要大论篇第七十四》原文『补上治上制以缓，补下治下制以急，急则气味厚，缓则气味薄，适其至所，此之谓也。』的王冰注曰：『治上补上，方迅急则止不住而迫下。治下补下，方缓慢则滋道路而力又微。』

②附：《胎产指南》卷三同。《傅青主女科·产后编》作『付』。

③寄术：《胎产指南》卷三作『奇术』。《傅青主女科·产后编》作『重寄』。

④须着意于极危：《傅青主女科·产后编》同。《胎产指南》卷三作『须因病以用药』。

⑤免：《傅青主女科·产后编》同。《胎产指南》卷三无。是。

⑥近乡治验：《傅青主女科·产后编》同。《胎产指南》卷三作『近治之验』。

《临产须知》目录

一、正产
二、伤产
三、调产
四、催产
五、坐产
六、冻产
七、热产
八、横产
九、倒产
十、偏产
十一、碍产
十二、盘肠产
十三、难产
十四、死产
十五、下胞
十六、断脐带
十七、临产保护
十八、临产调理
十九、逆产横生
二十、临产要言
二十一、孕家须预修合
二十二、新产论
二十三、产后用药十误
二十四、产后忌食物品
二十五、产后危急诸症
二十六、产后寒热
二十七、胎前患伤寒疟疾堕胎等症

临产须知方论

一、正产

有腹或痛或止，腰胁酸痛，或痛势急而胞未破，名弄胎，惟服八珍汤加香附自安。有胞破数日而痛尚缓，亦服上药俟之。有痛止后十余日方产者，此时不晓产母即努力逼胎，稳婆即入手试水，甚则强扯儿胎，母子难保，戒之！

二、伤产

胎未足月，有所伤动。或腹痛，或脐痛，或服催生药太早，或产母努力太过，逼儿错路，不能正产。故产母临月安神静虑，时时缓步，不可多睡、饱食、饮酒醴、服杂药。但觉腹中转动，即正身仰卧，以待儿身转顺，与其费力于临时，不如慎重于先事。

三、调产

产母临月，择稳婆，便①器用，备参药。产时不可多人喧闹，二人扶身，或凭物站②。心烦用滚白水调服白蜜一匙，独活汤③更妙。或饥服糜粥少许，勿令饥渴。有生息未顺者，只说尚未生产④；有双胎，只说胎衣未下，不可使产母惊慌。

四、催产

胞衣浆红，腰腹痛甚，是胎离其经。令产母仰卧，待儿转动，头向产门，乃可用催生散⑤。倘经日久，产母困倦难生，宜用八珍汤，稍佐香附、乳香，以助血气。胞衣早破，浆

---

①便：《傅青主女科·产后编》作「办」，义长。

②站：原作「跕」，据《傅青主女科·产后编》改。校者案，「跕」（音 tiē），本意是足尖轻着地而行。但古籍中多借用作「站」字。

③独活汤：此方未见书中他处言及，具体方药待考。

④未生产：原书「尚」字下并无此3字，语意未竟，今据薛己《女科撮要·保产》卷下相关文字（「倘有生息不顺，只说未产，或遇双胎，只说胎衣不下」）酌补。《傅青主女科·产后编》删去「尚」字，虽文意勉强可通，但设论之法略拙。

⑤胞衣浆红……催生散：《傅青主女科·产后编》未见。催生散方见后「十九、逆产横生」附方内。

水已干，宜用八珍汤①或十全大补汤料一斤、益母草半斤，水煎频服。或以黄芪、川芎、归身各数斤，大锅水煎，药气氤氲满室，使产母口鼻俱受，以协济之。（八珍汤、十全大补汤方见二十七胎前患伤寒疟疾堕胎等症）

五、坐产②

儿欲生时，当从高处牢系手巾一条，令产母以手攀之，轻轻屈身，令儿生下。不可竟坐，抵儿生路。

六、冻产

天寒产母血气凝滞，不能速生。故衣裳宜厚，产室宜暖。背心、下体尤宜温和。

七、热产

暑月产母当温冷得宜。产室人众，热气蒸逼，致头疼面赤，昏晕等症者，宜饮清水少许

---

① 八珍汤：校者案，此下文字《傅青主女科·产后编》未见。
② 坐产：《傅青主女科·产后编》无此目。

以解之。然夏月阴凉风雨，亦当避之。

八、横产

儿居母腹，头上足下，产时则头向下，产母设用力逼之，则胎转至半而横矣。当令产母安然仰卧。稳婆先推儿身顺，宜头对产门，复[1]以中指挟其肩，莫使脐带羁绊。随服催生药，努力即生。

一方：用当归、紫苏叶各三钱，长流水，煎服，即下。

一方：用好精墨[2]浓磨服之。

一方：用败笔头一个，火煅，以藕节自然汁调温服。

一方：用益母草六两，浓煎汁加童便一大杯，服之。

---

① 先推儿身……复：《傅青主女科·产后编》未见。

② 精墨：《傅青主女科·产后编》作『京墨』。

九、倒产①

此是产时儿头方转，产母用力逼之，竟②不能转而倒矣。切勿惶惧，令产母仰卧，稳婆推入，俟儿自顺。若良久不生，然后手入产户一边，拨儿转顺，近产门，随服催生药即下。

十、偏产③

儿转身未顺生路，产母用力逼之，致儿头偏在④一边。虽露顶然非也，乃额角耳。令产母仰卧，稳婆轻手正其头向产门。或儿头后骨偏在谷道，额露产门，稳婆以棉衣炙暖，裹手于谷道外旁，轻手推正，努力自生。

---

① 倒产：《傅青主女科·产后编》无此目。
② 竟：原误作「竞」，今正之。
③ 偏产：《傅青主女科·产后编》无此目。
④ 偏在：《妇人大全良方·杨子建〈十产论〉第二》卷十七作「偏拄」，义长。下同。

十一、碍产①

儿身顺，门路正，儿头露出，儿转身脐带绊肩，以致不能生下。令产母仰卧，稳婆②轻手推儿向上，以中指按儿肩里脱脐带，仍将儿身正哑③即生。

十二、盘肠产

产则子肠先出，然后生子，其肠或未即收。以萆蔴子四十九粒，研碎，涂产母头顶，肠收急急洗去，迟则有害。又方只用萆蔴子十四④粒，去壳，研如膏，贴头顶中，肠收即忙拭去。如肠干燥，以磨刀水少许，温润之。再用磁石煎汤服之，磁石须阴阳家用过有验者⑤。

---

① 碍产：《傅青主女科·产后编》无此目。

② 稳婆：《妇人大全良方·杨子建〈十产论〉第二》卷十七作「看生之人」。

③ 哑：此字意有不谐。《妇人大全良方·杨子建〈十产论〉第二》卷十七上下文作「仍须候儿身正顺，方令产母用力一送，使儿子下生，此名碍产。」依医理忖度，此处的「哑」字或系「顺」字之讹。

④ 十四：原误作「四十」，《傅青主女科·产后编》同。据《妇人大全良方·杨子建〈十产论〉第二》卷十七改，与前文「只」字相谐。校者案，「盘肠产」本是陈自明在杨子建《十产论》基础上续添者，而本书此处前后三、五方既有《妇人大全良方》原书之方，又有薛己附按之方。

⑤ 有验者：此下二方，《傅青主女科·产后编》未见。

一方：肠出盛以净漆器，浓煎黄芪汤浸之即收。

一方：用纸捻醮蓹油①，烧着吹灭，以烟薰②产母鼻中即收。

十三、难产

交骨不开，不能产者，用加味芎归汤一帖，良久即下。

加味芎归汤③：治交骨不开，或五七日不下，垂死者④。

当归 川芎⑤各一两 败龟板一个，酒炙 妇人发一握 须用生过男女者，烧灰存性。每服五钱，水一大樽，煎七分。

---

① 蓹油：本书「萆蓹子」、「蓹油」等药习用「蓹」字，今通用「麻」字。

② 薰：同「熏」。余同。

③ 加味芎归汤：校者案，此方源于《妇人大全良方·催生方论第三》卷十七。其原文作「加味芎归汤：治产五、七日不下垂死者，及矮石女子交骨不开者。川药、当归（各一两），自死龟壳（一个，酥炙），生男女者妇人头发（一握，烧存性）。共为散，每服三钱，水一盏半，煎服效。约人行五里生胎、死胎并下。无自死龟壳，钻龟废壳亦可。」

④ 加味芎归……垂死者：《傅青主女科·产后编》未见。

⑤ 川芎：《傅青主女科·产后编》作「小川芎」。

十四、死产

子死腹中，验产母舌上青色，知胎已死。用平胃散一两，酒、水各一樽，煎八分，投朴硝五钱服之，即下。或用童便调朴硝亦妙。后用补剂调理。

平胃散①：苍术米泔水浸炒　厚朴姜炒　陈皮　用炙草为粗末。水、酒任煎。加朴硝再煎一、二沸，温服。

附方歌②：平胃散是苍术朴，陈皮甘草四般详。除湿散满驱瘴岚，调胃诸方惟此良。

十五、下胞

胞衣不下，用滚酒送失笑散一剂；或益母丸③，或生化汤送鹿角灰一钱，或以产母发入

① 平胃散：《傅青主女科·产后编》误置于下「下胞」节中。
② 附方歌：《傅青主女科·产后编》凡所附方歌一概不取，下同。
③ 益母丸：详下文「益母丸」方药组成，此方方名当作「益母草丸」。

口令作呕吐，胞衣自下①。有气虚不能送出者，腹必痛胀，单用生化汤。

失笑散：

五灵脂　蒲黄　俱研为细末，每服三钱，酒调热服。

附方歌：失笑灵脂共蒲黄，恶血腹痛此方良。

益母丸②：五月五日取益母草，阴干为细末，炼蜜为丸，弹子大，每服温酒化下一丸。

生化汤原方③：

当归八钱　川芎三钱　桃仁十四粒　黑姜五分　炙草五分

用好酒、童便各半，煎服。如不甚饮酒者，以黄酒代之。

---

① 或以产母发入口令作呕吐胞衣自下：校者案，此法源于薛己《女科撮要·胎衣不出》卷下，薛氏治验中说：「一产妇胎衣不出，腹不胀痛，手按之痛稍缓……前症余询诸稳婆云：宜服益母草丸，或就以产妇头发入口作呕，胎衣自出，其不出者必死。」是知口服益母草丸，或头发探喉取呕之法，皆是薛立斋从坐婆处咨访而得的民间验方。相近的内容在薛己的《校注妇人良方》卷十八中重复出现，但十分遗憾的是彼处将「益母草丸」错误地指示为它卷治妊娠子烦的益母丸（知母炒为末，枣肉丸弹子大。每服一丸，人参煎汤下）了。

② 益母丸：《傅青主女科·产后编》未见。校者案，此方《丹溪纂要·第七十七妇人证》卷四中已有。治横生、逆产、难产，并安胎、顺气，神效。

③ 生化汤原方：《傅青主女科·产后编》置于「胎前患伤寒疫症疟疾堕胎等症」之末。也有个别后印的《傅青主女科》将「生化汤原方」再向后推移至「产后诸症治法·血块」内「惟生化汤，系血块圣药也」一语之下。

又生化汤此非生化汤原方① 当归八钱 川芎三钱 白术一钱 香附一钱 水煎服。加人参三钱，更妙。

眉批②：一方用萆蔴子二两，雄黄二钱，研成膏，涂产妇足下涌泉穴。胞衣下□，即洗去，迟则有害。

十六、断脐带

脐带以棉裹咬断为妙。如遇天寒，或因难产，母子劳倦，宜以大蔴油纸捻，徐徐烧断，以助元气。虽儿已死，令暖气入脐内，多得复生，切不可以刀断也。

---

① 此非生化汤原方：《傅青主女科·产后编》未见。

② 眉批：此眉批《傅青主女科·产后编》已收入正文之中。校者案，暂时尚无证据支持《傅青主女科》的刊刻、核校者在成书之时参考过本书。那么，本书眉批内容出现在《女科》正文中的现象，似乎提示该眉批来源甚早，抑或是从平定州传出之时已在抄稿之中了。另按，眉批中所示蓖麻子、雄黄同研成膏并涂脚心之法，已见于《妇人大全良方·催生方论第三》卷十七「如圣膏」一方之中了。

十七、临产保护①

一、胞水下一日以上，交骨未开，宜服大料参归汤②。

二、妇人临产，弱妇宜勉强食粥物及助气血药。

三、分娩不可侧卧。

四、产毕不可上床，令二人扶住，着人从心下轻轻按揉至脐腹六七次，虽睡亦时时按之，使恶露不留滞。

五、产妇不可冻腹，腹寒则血块作痛，须烘小衣③温之。即夏月亦不可单被。

六、儿生停胞，当服生化汤。

七、冬末春初，宜密④室四旁，置火令和暖，下部衣亦不可去。

八、产妇虚甚，如致血晕，烧秤锤入陈醋内，向鼻薰之。

---

① 临产保护：《傅青主女科·产后编》无此目。

② 大料参归汤：即本书后「十九、逆产横生」条所附之「大承气汤」。

③ 小衣：即内裤，汉人称为中裙。《急就篇》卷二「禅衣蔽膝布母縛」唐·颜师古注：「布母縛，小衣也，犹犊鼻耳。」《本草纲目·裈裆》卷三十八「释名」内收「裈」、「犊鼻」、「触衣」、「小衣」等别名。

④ 密：原误作「蜜」，今正之。

九、儿生下后即服生化汤，饥服白粥一碗，后再服生化汤二剂。

十、才产不可多饮酒，少则活血有益，多则耗气。

十一、七日内不可梳头及洗下部，七日外亦当以温水就床坐拭，月内不宜洗浴及劳力过多。

十八、临产调理①

产妇临月当安神定志，时常步履，不可多睡、饱食、过饮。

若妇人坐草太早，心中忧惧，累日不下者，乃气结而血不行也。用紫苏和气饮一剂便产。

丹胎胞破早，红水未干，交骨不开，停胎不下者，急煎大助气血汤，不时与服，其胎自下。

又有盘肠生，生后不收，或冷水、或醋，噀面、或背之法，恐虚弱人因惊有害，萆麻子法最妙。

又有久而肠为气所吹干，不能上，用糯米泔水，火上温过，润之自收。磨刀水亦好。

① 临产调理：《傅青主女科·产后编》无此目。

十九、逆产横生①

当以绣针刺儿手心、足心，以盐擦之，轻轻送上。儿痛惊转，一缩即回自顺。若产门已露发，儿未下者，脐带绊也。

胎衣不下，治之稍缓，胀满上冲，心腹疼痛，喘急，速煎大料生化汤。连进三樽，则气旺腹和，而胎衣自下。兼送益母丸②一法也。次用鹿角灰二法也。

产妇不可睡倒，须先断脐带，以草薰之。寒月火笼被中，时换热衣要紧。《脉经》③云：『欲产之妇脉离经④，沉细而滑也同名⑤。夜半觉痛应分娩⑥，来日日午定知生。身重体弱寒又频⑦，舌下⑧之脉黑复青。及舌上冷子当死，腹中须遣母归冥。面赤舌青

---

① 逆产横生：《傅青主女科·产后编》无此目。
② 益母丸：见前「十五、下胞」条。
③ 脉经：校者案，此处的《脉经》实指《脉诀》，《脉诀》一般认为是六朝·高阳生托名王叔和的作品。此次校勘用元·戴起宗《脉诀刊误》之文本。
④ 离经：原误作「虽」字，据《脉诀刊误·产难生死歌》改。
⑤ 名：原误作「如」字，据《脉诀刊误·产难生死歌》改。
⑥ 娩：《脉诀刊误·产难生死歌》作「诞」。
⑦ 频：原误作「类」字，据《脉诀刊误·产难生死歌》改。
⑧ 下：原脱此字，据《脉诀刊误·产难生死歌》补。

细寻看，母活子死定应准①。唇口俱青有沫出②，母子俱死总易判③。面青舌赤沫出频，母死子活定知真。」小儿落地后，产母口鼻黑如尘垢，及鼻衄不止，内热阴燥，冷汗如油，喘息不休者不治之症也。急用人参一两、苏木二两，水煎频服，间有生者。不如大料生化汤加人参一两为稳当，乃气虚血散，胃绝肺败之故。

临盆水来数斗，痛声开口者危。

临盆时浆已来，连服大剂补血药，切不可遽加人参。倘难产不正（不正谓横生逆产），有埋怨人参之故。可另煎参汤，俟儿稍出，一气饮之，效捷议息矣。

附方④：

大承气汤⑤（即大料参归汤）：治胞水来而产门不开，停胎不下者。

---

① 准：《脉诀刊误·产难生死歌》作「难」。

② 有沫出：《脉诀刊误·产难生死歌》作「沫又出」。

③ 易判：《脉诀刊误·产难生死歌》作「高挤」。

④ 附方：校者案，「附方」中的前三方《傅青主女科·产后编》未见，而易之以「滑胎散」和「治产秘验良方」二方。其中「滑胎散」与本书卷下「附录杂方」第 11 首「滑胎煎」相近；「治产秘验良方」与本书卷下「附录杂方」第 10 首「保产无忧散」雷同。

⑤ 大承气汤：《胎产指南·临产须知异症·异症医方》卷三之「加参芎归汤」虽然药物分量不同，且少大熟地、滑石、茯苓等三味药，但全方主旨精神与本方相近，可资参考。

当归四两　川芎一两　人参一两　益母草一两　炙草一钱　大熟地一两　滑石二钱　茯苓五钱

附方歌：大料参归开产门，归芎熟地炙草参。滑石茯苓益母草，水来胎停此方精。

滋阴易产汤①即滑胎散：临月服服滋阴易。

人参　川芎　生地　大腹皮　白术　白茯苓　甘草　当归　陈皮

附方歌：滋阴易产参术芎，生地广皮白茯苓。甘草当归大腹皮，临月滑胎此方雄。

催生散②：治横产逆产，须俟儿顺产门，方煎服之。若未正先服，必致偏逆。

百草霜　香白芷　滑石各等分　为末。芎归汤送下二钱。

又催生兔脑丸③：治横生逆产神效。

用腊月兔④脑髓一个　母丁香一钱　乳香一钱，另研　麝香一分

---

① 滋阴易产汤：此方概引自《胎产指南·胎前辨论诸症·事林广记瘦胎三方不可服辨》卷一，彼书原名「滋荣易产汤」，方名下小注曰：「凡孕妇至九个月服之有益。」《胎产指南》卷一方中尚有黄芩、益母草二味，并有药用分量，可资参考。

② 催生散：此方概引自《胎产指南·临产须知异症·异症医方》卷三，彼书原名「催生如神散（即黑神散）」。校者案，《妇人大全良方·催生方论第三》卷十七中亦有「催生如神散」，方中并无「滑石」一味。

③ 催生兔脑丸：此方概引自《胎产指南·临产须知异症·异症医方》卷三，原方中兔脑髓下无「一个」2字。此方较早见于《妇人大全良方·催生方论第三》卷十七，书中名曰「催生丹」，方后小注曰：「出《圣惠方》，《局方》同。宜天医日合」，原书中兔脑髓下亦无分量，且乳香用一分、麝香用一字。

④ 兔：原误作「免」，今正之。

兔①脑为丸，如芡②实大，阴干密封。用时以温酒送下一丸③。

霹雳夺命丹：

蛇④蜕瓶⑤一钱，煅　蚕故纸一钱，烧灰　发灰一钱　乳香五分

临产未产时，目翻口噤，面黑唇青，口中涎沫，命在须臾。若脸面微红，子死母活，急用此方。

眉批：「蛇⑥蜕瓶」疑即「蛇⑦蜕皮」，未审是否？

加味芎归汤⑧：治子宫不收，产门不闭。

---

① 兔：原误作「免」，今正之。
② 芡：原误作「欠」，今正之。
③ 一丸：《胎产指南·临产须知异症·异症医方》卷三下有「男左女右，手握药丸娩下」10字。
④ 蛇：原误作「蜿」，今正之。
⑤ 瓶：校者案，据《胎产指南·临产须知异症·异症医方》卷三可知「瓶」字当作小字。所谓「瓶煅」，乃炮制方法之一，意即瓦瓶中煅烧存性。眉批中疑「瓶」为「皮」，不确。
⑥ 蛇：原误作「蜿」，今正之。
⑦ 蛇：原误作「蜿」，今正之。
⑧ 加味芎归汤：《胎产指南·临产须知异症·异症医方》卷三作「加味生化汤」。

人参二钱　白术①一钱　黄芪一钱　川芎一钱　当归二钱②　升麻八分　炙草四分　五味子十四、五粒

再不收，加半夏八分、酒炒白芍八分。

二十、临产要言③

一、阵痛未紧，交骨不开，虽胞水来，不可轻试水。

二、产户开，儿头未正，不可服催生丹④。

三、胞水来日，似若交骨未开，宜服大料参归汤⑤。

四、弱妇宜勉食粥物，及助气血药。

五、不宜滑胎、败血等方。

---

① 白术：《傅青主女科·产后编》脱失此药。

② 二钱：《胎产指南·临产须知异症·异症医方》卷三、《傅青主女科·产后编》同。本书后印本「二」字首笔磨损，颇似「一」字。

③ 临产要言：《傅青主女科·产后编》无此目。

④ 催生丹：当指本书前「十九、逆产横生」条所附之「催生兔脑丸」。

⑤ 大料参归汤：即本书前「十九、逆产横生」条所附之「大承气汤」。

六、儿分娩下，不可侧卧。

七、儿生停胞，要频服生化汤。

八、产妇不可冻腹，寒入腹痛大患。凡冬月停胎，必用坐床盖被，火笼腹中，烘衣和暖，若坐守寒威，多冻伤大害。

二十一、孕家须预修合①

一、生化汤药料，宜在孕七个月买下。二、益母丸②。三、催生丸③。四、寒月柴炭，宜早预备。

二十二、新产论④

产妇宜戒勉强起居，沐浴，梳头。

生化汤：孕至七、八月分，照方预备。

---

① 孕家须预修合：《傅青主女科·产后编》无此目。
② 益母丸：见前「十五、下胞」条。
③ 催生丸：当指本书前「十九、逆产横生」条所附之「催生兔脑丸」。
④ 新产论：《傅青主女科·产后编》作「新产治法」，有裁删。

当归七两　川芎二两　桃仁五钱　黑姜五钱　炙草五钱

至胎衣一破，速服一帖。俟儿生，不问正产、半产，急宜服二帖。初服渣留后帖并煎，要两帖共三帖煎，要一二时辰内未进饮食，先相继频服。消块生血，自然无晕厥。且产妇服一帖，即增一帖精神。若照寻常病人，一日止服一帖，岂能挽回将绝之气血耶①！

若胎前素弱妇人，见危症、热症，堕胎，不可拘帖数，须服至病退方止。

若产时劳甚，血崩形色脱，即加人参三四钱在内，频服无虞。若气促，亦加人参三四钱于生化汤中者，盖血块无滞，不可疑参为补而勿用也。

有治产妇不用当归者，见偏之甚。此方治之万全无失也。

以四物汤理产②，地黄性寒滞血，芍药酸寒无补，且伐血伤气，误甚。

---

① 产妇宜戒……气血耶：《傅青主女科·产后编》未见。

② 以四物汤理产：以四物汤理产固有所弊端，但人们的识见是在临床过程中逐渐加深的。古人确有用四物汤理产者，但经过了一定程度的加减化裁。比如郭稽中《产科经验保庆集·第六论产后乍寒乍热如何》中约略说：『产后血气虚损，阴阳不和，阴胜则乍寒，阳胜则乍热，阴阳相乘则或热……阴阳不和，宜服增减四物汤。其方：当归、芍药、芎、人参、干姜（炮裂，各二两）、甘草（四两，炙）。右为末，每服二钱，水一盏，生姜五片，同煎至六分，去滓，微热服，不计时候。』该方增减四物汤，已去掉性寒滞血的地黄，虽然仍保留了所谓酸寒无补、伐血伤气的芍药，但已配伍了人参、干姜等温阳补气之品，使全方在一定程度上达到了气血兼顾、阴阳平衡的状态，可以应用于产后调理。

制黑姜法①：用川姜瘦削而坚者，略炮去皮，切片。铁铫漫炒至黑烟浓起时，将铫提起，用碗盖住，如是三遍。劈开中心，干黑而不焦，便能温补而不发散。

二十三、产后用药十误

一、气不舒而误用耗气、顺气等药，反增饱闷。用陈皮不过五分，禁枳实、厚朴。

二、因伤食而误用消导之药，及损胃气，甚至绝谷。禁枳壳、大黄、蓬、棱、曲、朴。

三、因身热而误用寒凉之品，必致损胃增热，禁芩、连、栀、柏、升、柴。

四、三日内未曾服生化汤，勿用参、芪、术，以致血块不消。

五、毋得即用地黄以滞恶露。毋者，禁止之辞。

六、毋独用枳壳、枳实、牛膝，以消血块。

七、便秘毋用大黄、芒硝以泻，或成膨胀。

八、毋用苏木、棱、蓬以行块，而反损新血；芍药酸寒，能伐发生之气，勿用。

九、毋独用山查汤以攻块定痛，而反损新血。

---

① 制黑姜法：《傅青主女科·产后编》未见。

十、毋轻服济坤丹[①]以下胞、下胎，为害不小，可不慎哉！

二十四、产后忌食物品[②]

一、菓忌梨、藕、柑、柿、西瓜、橘。

二、食忌凉粉、绿豆、冷面、冷饭。

三、忌鹅、羊、牛、犬、猪首肉，鸭蛋、鸡蛋俱要停块作痛，尤难治。

四、忌沙糖、酒、荞面。

五、忌独煎山查汤，要损新血。

六、忌多食胡椒、艾酒，恐行血致崩。

七、忌生姜、酒，恐发汗。

八、忌浓茶汁。

九、忌苋菜、生菜、苔菜，生冷之物。

---

① 济坤丹：即回生至宝丹。治同乌金散，取效甚速，但过于峻，非万不得已，不宜用。方见原题山阴陈敬之先生著《新增胎产秘书·产后总论·产后总三方》卷下，文繁不录。需要指出的是，虽然济坤丹见载于《胎产秘书》，但其书「产后总论·产后用药十误」中同样明文记载「产后误用济坤丹下胞衣，至三四五丸，以致百病皆作。」

② 产后忌食物品：《傅青主女科·产后编》无此目。

二十五、产后危急诸症①

一、产儿下，连服生化汤二、三帖即安。

二、产妇胎前虚症，产毕昏晕，急服生化汤一帖。就因第二帖，即加人参二、三钱，以救其急。

三、分娩后汗出，气短神昏，速煎生化汤一帖，第二帖即加人参二、三钱，危急加参至一两。

四、产后血崩昏脱，其身心温暖，挖开口，急服加参生化汤。

五、产后气脱，烦燥不宁，目瞪似邪，言语不正，急救生化汤一帖。随服滋气益荣定志汤。

六、产后日久不食，服药即吐，须参二、三钱，米一大撮，姜三片，煎服。

① 产后危急诸症：《傅青主女科·产后编》无此目。

产后《脉经》①：「新产之脉缓滑吉，实大弦②急死来侵。又若沉重小者喜③，忽若坚牢命难存④。寸口急⑤疾不调死，沉细附骨不绝生。」

二十六、产后寒热

凡新产后荣卫俱虚，一有感触，易发寒热，身疼腹痛，决不可妄投发散之剂。当用生化汤为主，稍佐发散之药。

产后脾胃虚甚，易于停食，以致身热气口脉甚。世人见有身热，便以为外感，遽然发散，汗出胃气伤，速之死矣，当于生化汤内加扶脾消食之药。

大抵产后宜先补血，次加气分之药。若偏补气，而专重参、芪，非治产之善者也。产后

---

① 脉经：本书除此处外，前「十九、逆产横生」内亦引有所谓《脉经》（实为《脉诀》）中文字。上述两段文字均见引于《妇人大全良方·产难生死诀第六》卷十七，但二书所引文字仍略有不同，可相互参看。

② 弦：原作「絃」，与「弦」同，今用正字。

③ 喜：《脉诀刊误·新产生死歌》作「吉」。

④ 难存：《脉诀刊误·新产生死歌》作「不停」。

⑤ 急：《脉诀刊误·新产生死歌》原文作「涩」，戴氏改作「焱」。

补虚①，用参、芪、芎、归、白芍、陈皮、炙草。如发热轻，加茯苓淡渗之药，其热自除；重则加干姜②。或云③：大热而用姜何也？曰：此非有余之邪热，乃阴虚生内热耳。干姜入肺分利肺气，又能入肝分，引众药生血，然必与阴血药同用之。产后恶寒发热腹病④者，当主⑤恶血。若腹不痛⑥，非恶血也。

产后寒热，兼口眼歪邪⑦，此皆血气虚甚，当以大补为主。左手脉不足，补血多于补气；右手脉不足，补气多于补血。切不可用小续命等发散之剂。

---

① 产后补虚：校者案，产后补虚用药《傅青主女科·产后编》同。朱丹溪《金匮钩玄·妇人科·产后补虚》卷三、《丹溪纂要·第七十七妇人证》卷四所载之方，皆有黄芩、白术而无黄芪、芍药。

② 重则加干姜：朱丹溪《金匮钩玄·妇人科·发热恶寒》卷三曰：「大发热必用干姜，轻用茯苓，淡渗其热」。同书「产后补虚」节「有热加生姜（三钱）、茯苓（一钱）」之论亦可参详。《丹溪治法心要·妇人科·产后第三》卷七再见相近的「产后补虚」文字时作「有热加干姜（三分），茯苓（一钱）」。

③ 或云：校者案，「或云」一段议论引自《丹溪纂要·第七十七妇人证》卷四。

④ 病：《丹溪纂要·第七十七妇人证》卷四、《傅青主女科·产后编》作「痛」，义长。

⑤ 主：《傅青主女科·产后编》同。《丹溪纂要·第七十七妇人证》卷四作「去」。

⑥ 若腹不痛：《傅青主女科·产后编》同。《丹溪纂要·第七十七妇人证》卷四作「若腹满者」。

⑦ 产后寒热兼口眼歪斜：以下内容化裁自朱丹溪《金匮钩玄·妇人科》卷三之「中风」和「发热恶寒」两节。

二十七、胎前患伤寒疟疾堕胎等症

胎前或患伤寒、疫症、疟疾日久，必致堕胎，堕后愈增热，因热消阴血，而又继产失血故也。治者慎勿妄论伤寒、疟疾未除，误用栀子豉汤，芩、连、柴、柏等药。虽或往来潮热，大小便秘，五苓、承气等药断不可用。只重产轻邪，大补血气，频服生化汤。如形脱、气脱，或汗脱，加生脉散，以防晕厥。盖川芎味辛散，干姜能除阴虚火热①，虽有便秘、烦渴等症，只多服生化汤，自然津液生而二便通矣。若热用寒药，愈虚中气，误之甚也。

附方②：

八珍汤即四君子汤合四物汤：

人参 白术 茯苓 甘草 当归 川芎 白芍 地黄

---

① 干姜能除阴虚火热：其医理阐述见前「二十六、产后寒热」条，原文强调「然必与阴血药同用之」。《傅青主女科·产后编》删去「阴」字，盖未联系上下文细审也。

② 附方：《傅青主女科·产后编》未见「附方」前7首，唯独保留「生化汤原方」的方药、煎服法。

十全大补汤：

当归一钱　川芎一[1]钱　白芍一钱　熟地一钱　人参一钱　白术一钱　甘草五分　黄芪一钱，炙

肉桂五分　茯苓一钱

姜三片，枣二枚，水二樽，煎八分，温服。

附方歌：四物地芍与归芎，血家百病此方通。八珍合入四君子，气血双疗功独崇。再加黄芪与肉桂，十全大补补方雄。本方除却地黄药，益以龟版为归芎。

加味芎归汤方见前「十三、难产」条

平胃散方见前「十四、死产」条

失笑散

益母丸

生化汤　**生化汤原方**以上四方俱见前「十五、下胞」条

---

①　一：本书后印本此字磨损阙如。

产后治法二集

《产后诸症治法》目录①

一、血块
二、血晕
三、厥症
四、血崩
五、气短似喘
六、妄言妄见
七、伤食
八、忿怒
九、类疟
十、类伤寒二②阳症
十一、类伤寒三阴症
十二、类中风
十三、类痉
十四、汗
十五、盗汗
十六、口渴小便不利
十七、遗尿③
十八、误破尿胞
十九、患淋沥小便艰难
廿、便数
廿一、泄泻

① 目录：原误作「日录」，据本书后印本（抽换页）改。校者案，本书后印本抽换重刻了卷中的前两块板（中-1、中-2）。
② 二：本书后印本（抽换页）误删此字。
③ 尿：本书后印本（抽换页）误作「屎」字。

廿二、完谷不化
廿三、痢疾
廿四、霍乱
二十五、呕逆不食
廿六、咳嗽
廿七、水肿
廿八、流注
廿九、膨胀
三十、怔忡惊悸
卅一、骨蒸
三十二、心痛即胃脘①痛
卅三、腹痛
三十四、小腹痛
三十五、虚劳②指③节冷痛
头汗不止
三十六、遍身疼痛
三十七、腰痛
三十八、胁痛
三十九、阴痛
四十、日久恶露不清④
四十一、乳风⑤
四十二、风甚
四十三、不语

① 脘：原误作「腕」，今正之。
② 虚劳：此2字原脱，据正文标题补。
③ 指：本书后印本（抽换页）误作「捐」字。
④ 日久恶露不清：正文作「恶露日久不散」。校者案，本书后印本（抽换页）「清」字右上角笔画不清爽。
⑤ 乳风：正文标题作「乳疯」。

傅先生产后诸症治法方论

一、血块

医家所先论慎勿因古《局方》①，妄用苏木、蓬、棱，以轻人命，其一切散血方、破血药，俱不可用。虽山查性缓，亦能害人，不可擅②用。惟生化汤治血块之圣药也。又益母丸或鹿角灰就用生化汤送下一钱，外用烘热衣服，暖和块痛处。虽大暑月③亦要和暖块痛处，甚有气不运而晕迷厥。切不可妄论恶血抢心，用苏木散血之剂以伤人，只频服生化汤为主。行血加生地、牛膝；败血加三棱、蓬莪术；俗有山查、沙糖消块；椒祁艾酒④定痛，反致崩晕等症，勿蹈故辙。

---

① 古局方：《胎产指南》卷七同。《傅青主女科·产后编》删掉「局」字，未妥。

② 擅：校者案，此字本书原本刻作「擅」，本书后印本（抽换页）作「擅」。据《傅青主女科·产后编》释读作「擅」。

③ 大暑月：原误作「大暑大」，今正之。《胎产指南》卷七作「暑月」。《傅青主女科·产后编》作「大暑」。

④ 椒祁艾酒：《傅青主女科·产后编》作「蕲艾椒酒」，是。本书后印本（抽换页）「艾」作「艾」。

如三四日内，觉痛减可揉，乃虚痛也，宜服生化汤加人参为妙。

如七日内，感寒食冷物，血块结而痛甚者，加肉桂八分[①]于生化汤中。

如血块未消，不可用参、芪，用之则痛不止。

总之，慎[②]勿用峻[③]利药，勿多饮姜椒艾酒；频服生化汤，行[④]气助血，外用热衣以暖腹。若红花以行之，苏木、牛膝以攻之，非也。其胎气胀，用乌药、香附以顺之，枳壳、厚朴以舒之；甚有青皮、枳实、苏子以下气定喘；芩、连、栀子、黄柏以退热除烦；至于血结便实，反用承气汤下之而愈结；汗多小便短涩，反用五苓散通之而愈秘，非徒无益，而又害也。

凡小儿落草，即照方频服生化汤三、四帖，烘暖衣服。虽暑月亦当温和，则血块易消。如感寒食冷物、饮冷茶以致腹痛及停血作痛，至半月外不消，或如肿毒高寸许；或身热倦甚，不思饮食，用生化汤加三棱、蓬术、肉桂等攻补兼施，其块自消。如虚甚，食少泄泻，

---

① 八分：「八」原误作「入」，据《傅青主女科·产后编》改。《产科四十三症》作「三分」。《傅青主女科·产后编》眉批作「肉桂一作三分」。校者案，《傅青主女科·产后编》眉批所引内容与《产科四十三症》相符。

② 慎：原误作「填」，据《傅青主女科·产后编》改。

③ 峻：本书后印本（抽换页）误作「唆」。

④ 行：本书后印本（抽换页）误作「付」。校者案，「行气助血」《产科四十三症》作「行血助气」。

只宜服生化汤加健脾消食之药，待进食止泻，然后服消块汤。

加味生化汤：治血块日久不消，在半月后方可服之。

川芎一钱 当归三钱 黑姜四分 炙草四分 桃仁十五粒，去皮尖 三棱醋炒 元胡 肉桂各六分① 水煎服。

二、血晕

分娩之后，眼见黑花，头眩昏晕，不知人事者。一因劳倦甚而气竭，二因大脱血而气欲绝，三因痰火乘虚泛上而神不守，当急服生化汤二、三帖。若偏信古方，认为恶血抢心，而轻用散血之剂；认为痰火而轻用消降之方，误甚也。外宜用醋韭冲鼻之法。

用韭菜细切，纳有嘴瓶中，用滚醋二樽冲入瓶内，急冲产母鼻孔即醒。断不可谓血上抢心，用苏木等以峻攻破血，又不可用古牡丹夺命方②，以败血而殒人命也。

---

① 各六分：《产科四十三症》作「各八分」。

② 古牡丹夺命方：指郭稽中《产科经验保庆集·第二论胎衣不下者如何》中「夺命丹」一方。其方用：「附子（半两，炮，去皮脐），牡丹皮（壹两），干漆（壹分，研碎，炒令烟出）。右为末，用酽醋壹升，大黄末壹两，热成膏，和药丸如绿豆大，温酒送下五七丸，不计时候。」

如晕厥，牙关紧闭，急煎生化汤，挖开口，将鹅毛插喉，酒盏盛而灌之。如灌下腹中渐温暖，不拘数帖可活。外用暖手在单衣上，从心揉按至腹，常暖以火。

冬月产患此，用前法渐引药下腹，至一樽半气转，又一樽知人事，一两时内服生化汤四帖完，即神清。药少缓且进粥服药，至十服而安。故犯此者，速灌药火暖，不可弃而不救。若在冬月，妇人身欠暖，亦有大害。临分娩之际，必预煎生化汤，烧秤锤、硬石子，候儿下地，连服二、三帖。又产妇枕边，行醋韭投锤醋瓶之法，决无晕症。

又儿生下时，合家不可喜子慢母，产母不可顾子忘倦，又不可产讫即卧，或忿怒气逆，皆可致血逆而晕，慎之！慎之！

加味生化汤：治产后三等血晕症。

川芎三钱　当归六钱　黑姜四分　桃仁十粒　炙草五分　荆芥四分　枣二枚，水煎温服。

劳倦甚而晕，及血崩气脱而晕，并宜连灌两服。如形色脱，或汗多而脱，皆急服一帖后，即加人参三、四钱。一加肉桂四分，决不可疑参为补而缓服。若痰火乘虚泛上而晕，方内加橘红四分。虚甚，加人参二钱。肥人多痰，再加竹沥七分、姜汁少许。总不可用破血等方。其血块痛甚，兼送益母丸，或鹿角灰，或元胡散，或独胜散①。上消块方②，服一方见效，不须易方，从权救急。

加参生化汤：治产后形色脱晕，或汗多脱晕。

人参三钱，有倍加至五钱者　川芎二钱　当归五钱　炙草四分　桃仁十粒　黑姜四分　枣引，水煎服。

脉脱、形脱将绝之症，必服此方，加人参四、五钱，频频服之。产后血崩、血晕，兼汗多，宜服此方；无汗不脱，只服本方，不必加参。左尺脉脱，亦加参。

此方治产后危急诸症，可通用。一昼一夜，必须服三、四剂；若照常症服，岂能接将绝之气血，扶危急之变症耶？产后一、二日，血块痛虽未止，产妇③气血虚脱，或晕或厥，或汗多，或形脱，口气渐冷，烦渴不止，或气喘急，无论块痛，从权用加参生化汤以扶危急。病势稍去，又当减参，且服生化汤。

---

① 独胜散：《傅青主女科·产后编》同。《胎产指南》卷七作「独行散」。校者案，《妇人大全良方》卷十八「独行散：治产后血晕，昏迷不醒，冲心闷绝（《卫生方》名立应散）。五灵脂（半生半炒，二两）。右为末，温酒调下二钱。口噤者，拗开口灌之，入喉即愈。」

② 消块方：《胎产指南》卷七、《产科四十三症》同。《傅青主女科·产后编》作「消血块方」。

③ 妇：原误作「妯」，据《傅青主女科·产后编》改。

加减法：血块痛甚加肉桂七分；渴加麦冬一钱，五味子一粒[①]；汗多加麻黄根一钱；如血块不痛，加黄芪一钱，以止汗；伤饮食面饱，加神曲一钱，炒、麦芽五分，炒；伤肉食加山查五个，砂仁四分[②]。

三、厥症

妇人生产用力过多，劳倦伤脾，故逆冷而厥，气上腹满，脉去形减[③]，非大补不可，岂钱数芎、归能回阳[④]复神耶？必用加参生化汤倍参，频进二剂，则气血旺而神自生，厥自止矣。若服药而又渴，另有生脉散，多加参以代茶饮，救藏之燥。如四肢逆冷，又泄痢类伤寒阴症，又不宜用四逆汤，必倍参生化汤加附子一片，可以回阳止逆，且可以行参归之力矣。

---

① 一粒：《胎产指南》卷七、《产科四十三症》、《傅青主女科·产后编》作「十粒」，可从。

② 四分：《胎产指南》卷七下有「人参补而行，耆、术补而不行，故产后七日，血块未除，宁用人参不可用耆、术、地。予见庸医用此，致心腹痛而毙。」

③ 故逆冷而……脉去形减：《胎产指南》卷七作「故足冷而厥气上行焉。经云：阳气衰于下，则为寒厥是也。」《产科四十三症》作「故逆冷而厥气上行，脉满形去矣」。《傅青主女科·产后编》作「故逆冷而厥气上行，满脉去形矣。」校者案，「厥气上行，满脉去形」语见《素问·阴阳应象大论篇第五》，王冰注曰：「厥，气逆也。逆气上行，满于经络，则神气浮越，去离形骸矣。」

④ 阳：原误作「汤」，据《傅青主女科·产后编》改。

立二方于左，先后分用。

加参生化汤：治新产发厥，块痛未止，不可加芪、术。

川芎二钱　当归四钱　炙草五分　黑姜四分　桃仁十粒　人参二钱　加枣煎，连进二剂。

滋荣益气复神汤①：治产后发厥，问块痛已除，可服此方。

人参三钱　黄芪一钱　白术一钱，土炒　当归三钱　炙草四分②　麦芽③一钱④　陈皮四分　五味子十粒　川芎一钱　熟地一钱⑤　水煎服。如手足冷加附子五分；汗多加麻黄根一钱、熟枣仁一钱，炒；妄言妄见，加益智、柏子仁、龙眼肉；大便实加肉苁蓉二钱。

大抵产后晕、厥二症相类，俱须照方急服，但晕在临盆时，症急甚于厥，宜频服生化汤几帖，块化血旺，神清晕止。若多气促、形脱等症，参、芪必须加也。厥在分娩之后，宜用倍参生化汤，止厥以复神，并补气血，非如上偏补气血而可愈也。要知晕有块痛，芪、术不

---

① 滋荣益气复神汤：校者案，《胎产指南》卷七中「附子（五分）」是方中组成药味，而不是加减法中药味。另按，此方与本书后「六、妄言妄见」下的同名方不同。此处处方有药10味，彼处则有15味药。

② 四分：《胎产指南》卷七、《傅青主女科·产后编》同。《产科四十三症》作「五分」。

③ 麦芽：《产科四十三症》、《傅青主女科·产后编》同。《胎产指南》卷七作「麦冬（一钱）」。

④ 一钱：《傅青主女科·产后编》同。《产科四十三症》作「八分」。

⑤ 一钱：《产科四十三症》、《傅青主女科·产后编》同。《胎产指南》卷七作「二钱」。

可加。厥症若无块痛，芪、术、地黄并用无疑也。

四、血崩

产后血大来，审血色之红紫，视形色之虚实。如血紫有块，乃当去其败血也。止留作痛，不可论崩。如血鲜红，乃是惊伤心，不能生血；怒伤肝，不能藏血；劳伤脾，不能统血归经耳。当以崩治，先频服生化汤几帖，则行中有补，血宁而气自旺矣。

若形脱汗多气促，宜服倍参生化汤几帖以益气，非棕灰之可止者。

如产后半月外崩，又宜升举大补汤①治之。此症虚极，服药平稳，未见速效，俟力足二十帖后，诸症顿除。

生血止崩汤②：治产后血崩。

川芎一钱　当归四钱，去尾　黑姜四分　炙草五分　桃仁十粒　荆芥五分　乌梅五分，烧灰　蒲黄

---

① 升举大补汤：见本节末注。

② 生血止崩汤：《傅青主女科·产后编》同。《产科四十三症》作「安血止崩汤」。《胎产指南》卷七作「生化止崩汤」。校者案，本方方药组成《傅青主女科·产后编》同。《产科四十三症》方中本无炙草、桃仁2味，但方后有「一本有炙草（五分），桃仁（十粒，去皮尖研）」之大字注文。《胎产指南》卷七方中并无乌梅、蒲黄2味。

五分，炒　加枣煎服。忌姜、椒、熟物、生冷。

鲜红血大来，加荆芥穗炒、白芷各五分。血竭形败，加人参三、四钱；汗多气促，亦加人参三、四钱；如无汗形不脱，气不促只服生化汤，多服则血自宁。有言芎、归，但能活血，不能治崩误甚。

滋荣益气止崩汤①：滋荣益气。如有块痛，只服前方，芪、术漫②用。

黄芪四分　白术四分　陈皮四分　人参二钱　炙草四分　升麻四分　当归二钱　熟地二钱③　麦冬一钱　川芎一钱　白芷四分　荆芥四分，炒黑　黄连三分，去心

汗多加麻黄根一钱、浮小麦一撮；大便不通，加肉苁蓉一钱，禁用大黄；有气，磨木香二分④；有痰，加贝母六分，竹沥、姜汁少许；寒嗽，加杏仁十粒、桔梗五分、知母一钱；有惊，加枣仁炒、柏子仁各一钱，去油；伤饭食，加神曲、麦芽各一钱；伤肉食，加山查、

---

① 滋荣益气止崩汤：原误作「升举大补汤」，《傅青主女科·产后编》同。核之以《胎产指南》卷七，知此方实为「滋荣益气止崩汤」，因据改。校者案，本方较升举大补汤少黄柏、羌活、防风 3 味药。

② 漫：《产科四十三症》、《傅青主女科·产后编》作「勿」。

③ 二钱：《傅青主女科·产后编》同。《产科四十三症》作「三钱」。

④ 二分：《胎产指南》卷七作「一分」。《产科四十三症》、《傅青主女科·产后编》作「三分」。

砂仁各八分。俱用枣，水煎服。身热不可加芩、连、黄柏；伤食、怒气，均不可专用耗散无补之药。凡年老虚人患崩，宜升举大补汤①。

五、气短似喘

凡产血脱劳伤，气无所恃，呼吸止息，违其常度。有认为痰火，反用散气化痰之方，误人性命，当大补血气为主。如有块，不可加参、芪、术；无块方可用本方，去桃仁，加熟地并附子一片。足冷加熟附子一钱及参、术、陈皮，接续补气养荣汤。

加参生化汤：

治分娩儿下，即患气促者，有血块不可加芪、术。

川芎二钱　当归四钱　炙草五分　黑姜四分　桃仁十粒　人参二钱　枣，水煎服。连进二、三帖，然后可服后方。

---

① 升举大补汤：方见《胎产指南》卷八。其文曰：『生举大补汤：白术（二钱），当归（二钱），怀生地（二钱），人参（二钱），炙甘草（四分），陈皮（四分），川芎（一钱），黄芪（一钱），麦冬（一钱），黄连（三分），黄柏（三分），荆芥（五分），羌活（五分），防风（五分），升麻（五分），白芷（五分）。』

补气养荣汤①：治产后气短促，血块不痛，宜服此方。

炙芪　白术各一钱②　当归四钱　人参三钱　陈皮四分　炙草四分　熟地二钱　黑姜四分　川芎二钱

足冷加熟附子三钱③；汗多加麻黄根一钱、浮小麦一撮；渴加麦冬一钱、五味子十粒；大便不通，加肉苁蓉一钱、麻仁一撮；伤饭食，加神曲、麦芽各一钱，炒；伤肉食，加山查、砂仁各五分④。

六、妄言妄见

此症良由气血虚损，神魂无依也。治法当论块痛有无缓急，若块痛未除，先服生化汤二、三剂；痛止继服加参生化汤，或补中益气汤送安神定志丸调治之。

---

① 补气养荣汤：《产科四十三症》、《傅青主女科·产后编》同。《胎产指南》卷七大成本作「续气回阳汤」，欧立三堂刻本作「续气荥阳汤」。校者案，《胎产指南》方中阙「黑姜（四分）」。

② 炙芪白术各一钱：《产科四十三症》黄芪、白术用二钱。《傅青主女科·产后编》眉批作「黄芪、白术，一作各二钱。凡止汗用浮麦宜炒。」校者案，《傅青主女科·产后编》眉批所引内容与《产科四十三症》相符。

③ 三钱：《产科四十三症》、《傅青主女科·产后编》作「二钱」。

④ 砂仁各五分：《傅青主女科·产后编》下有「按，麦芽有回乳之害，用者慎之。」

如产日久，形气俱不足，即当大补气血、安神定志，服至药力充足，其病全愈。勿谓邪祟，喷以法水惊之①，屡治此症，服药十数帖方效。

病虚似邪，欲泄其邪，先补其虚；先调其气，次论诸疾。此古人治产后虚症及老年虚喘、弱人妄言三症，所当用心也。

宁神②生化汤：治产后块痛未止，妄言妄见，未可用芪、术。

川芎一钱　当归三钱③　黑姜四分　炙草四分　茯神二钱　桃仁十二粒　人参二钱④　陈皮三分　益智仁八分　柏子仁一钱，去油　枣，水煎服。

滋荣益气复神汤⑤：

治产后血块，痛止可服此方，妄言妄见即愈。

黄芪一钱　白术一钱　人参二钱　炙草四分　陈皮三分　麦冬一钱　川芎一钱　枣仁一钱，炒

---

① 喷以法水惊之：《傅青主女科·产后编》同。《胎产指南》卷七作「喷以法水，惊以法尺」。
② 宁神：《傅青主女科·产后编》同。《产科四十三症》作「安神」。
③ 三钱：《产科四十三症》同。《傅青主女科·产后编》作「二、三钱」。
④ 二钱：《产科四十三症》作「一钱」。《傅青主女科·产后编》作「一、二钱」。
⑤ 滋荣益气复神汤：校者案，此方与本书前「三、厥症」下的同名方不同。此处处方有药 15 味，彼处仅有 10 味药。另按，《胎产指南》卷七该方中尚有「当归（二钱）」。

五味子十粒 益智仁一钱 柏子仁一钱，去油 茯神一钱 莲子八枚 熟地二钱 元肉八个 枣引，水煎服。

产后血崩血脱，气喘气脱，妄言神脱，虽有血气阴阳之分，其精散神去一也。比晕症少缓，亦危症也。若非厚药频服，失之者多矣。误论气实痰火者，非地。

新产有血块痛，并用加参生化汤，行中有补，斯免滞血、血晕之失。其块痛止，宜用升举大补汤①，少佐黄连坠火，以治崩脱，宁血归经也。宜用倍参补中益气汤，少佐附子助参以治气脱，摄气归渊也。宜用滋荣益气复神汤，少佐痰剂，以清心火，宁君主之官也。

七、伤食

新产之后，禁膏粱②，远厚味，食粥茹蔬乃切务也。形体劳倦，脾胃受伤，又不善调摄，以多食为益。胃虽受纳，脾失转输，食停不走，嗳酸恶食③。治当扶元，温补气血，健脾胃，

---

① 升举大补汤：见本书前「四、血崩」末注。校者案，升举大补汤较「血崩」节滋荣益气止崩汤多黄柏、羌活、防风 3 味药。

② 粱：原误作「梁」，今正之。

③ 食粥茹……恶食：以上 42 字，《产科四十三症》、《傅青主女科·产后编》仅作「如饮食不节，必伤脾胃」9 字。

审伤何物，佐以消导。薄味[①]渐进，运化[②]须服生化汤，以神曲、麦芽消饭面之食；山查、砂仁消肉食之伤；伤寒冷之物，则加吴萸[③]、肉桂；如产母虚甚，则加人参、白术；又问有块，然后消补兼施，未有不效者也。屡见治者，不重产后之弱，唯知速消伤物，反损真气，益增满闷，可不慎哉！

加味生化汤：治血块痛未消，服此以消食。

川芎二钱 当归五钱 黑姜四分 炙草五分 桃仁十粒

审问所伤何物，加药如前煎服。

健脾消食生化汤[④]：治产后块痛已除，服此消食。

川芎一钱 当归二钱 炙草五分 人参二钱 白术钱半

审伤何物，加法如前。如停寒物日久，脾胃虚弱，恐药不能运用，可用揉按，炒曲[⑤]熨之更妙。凡伤食误服消导药，反绝粥几日者，宜服此方：

---

① 味：原误作「咮」，今正之。
② 运化：《胎产指南》卷七下有「亦速」2字。
③ 吴萸：原作「茣萸」，当是本书的习惯写法，全书罕有例外。今全书统一改作「吴萸」，后见者不一一出注。
④ 健脾消食生化汤：《傅青主女科·产后编》同。《胎产指南》卷七方中尚有「神曲（一钱），麦芽（五分）。」
⑤ 曲：《傅青主女科·产后编》作「神曲」。《胎产指南》卷七作「面」。《产科四十三症》作「麸」。

长生活命丹①：

人参三钱　水一樽半，煎半樽，先用参汤一酒②杯，送饭锅焦研粉三匙。渐渐加参汤、锅粉，引开胃口。煎参汤用新罐或铜杓，恐闻药气要呕也。如服寒药伤者，加姜三大片煎汤。人参名长生草③，锅焦名活命丹。此方曾活数十人。

八、忿怒

产后忿怒气逆，胸膈不利，血块又痛④，宜用生化汤去桃仁，服时磨木香二分在内，则块化怒散，不相悖也。若轻产重气，偏用木香、砂仁、枳壳、厚朴、乌药等药，则元气损而满闷增矣。又如怒后即食，胃弱停食，当审何物，加山查、砂仁以消肉食；神曲、麦芽以消面食；若伤寒物，留滞胁痛，宜加肉桂、吴萸于生化汤中，以逐寒定痛。慎勿用木香槟榔

---

① 长生活命丹：《胎产指南》卷七、《傅青主女科·产后编》同。《产科四十三症》作「活命饮」。
② 酒：原误作「酒」，今正之。
③ 长生草：本书及《产科四十三症》、《傅青主女科·产后编》皆误作「活命草」，据《胎产指南》卷七改。校者案，人参虽素有「补气之圣药，活人之灵苗」（《本草新编》）之称，但「活命」与方名「长生」不符。大约是《胎产指南》首称人参为「长生草」，而《本草》书中有「长生草」之别名的药物则是石长生、卷柏、独活、山韭菜、枸杞花等。
④ 血块又痛：《胎产指南》卷七、《傅青主女科·产后编》同。《产科四十三症》作「多由于血少肝燥，或生女不遂而然」。

丸、流气饮子等方，使愈虚弱。产后重虚之祸，不可胜言矣。

木香生化汤：治产后血块未除，受气者。

川芎二钱　当归六钱　黑姜四分　炙草四分①　陈皮三分

水枣煎服。特磨木香二分加在内。此方减桃仁用木香、陈皮，前有减干姜者②详之。

健脾化食散气汤③：治产后受气伤食，无块痛者。

白术二钱　当归二钱　川芎一钱　黑姜四分　炙草四分④　人参二钱　陈皮三分　伤各物，加法如前。

大抵产后忿怒气逆，及停食二症。善治者，重产轻怒食，必补气血为主，佐以顺气调气，则怒郁散而元不损。佐以健脾消导，则停食行而思谷矣。若专理气消食，非徒无益而又

---

① 炙草四分：《傅青主女科·产后编》未见此味。

② 前有减干姜者：校者案，核查该书前无减干姜者，惟同卷后「二十三、痢」中有「惟生化汤减干姜而代以木香、茯苓」，及卷下「补集」中有「产后大便不通，用生化汤内减黑姜加麻仁」之论。而《胎产指南》前有减干姜之处不一而足，如：《胎产指南·产后五急症医方》卷四有「四、产后汗多形色脱，倍参生化汤减炮姜。」《胎产指南·新产十九危症医方》卷四有「十九、产后神昏形脱有汗，宜服倍参生化汤内减干姜，忌姜、葱。」《胎产指南·产后二十九症医方》卷六有「十九、产后痢，不分红白，宜服生化汤减干姜加木香三分，连服两、三帖。」等等，可资参考。

③ 健脾化食散气汤：《胎产指南》卷七方中有「砂仁（七分）」，无炙草、人参2味，为异也。

④ 炙草四分：《傅青主女科·产后编》未见此味。

害之。

九、类疟

产后寒热往来，每日应期而发，其症类疟，而不可作疟治。夫气血虚而寒热更作，元气虚而外邪或侵，或严寒或极热，或昼轻夜重，或日晡寒热，绝类疟疾。治当滋荣益气，以退寒热。有汗急宜止汗，或加麻黄根之类①。只头有汗而不及于足，乃孤阳绝阴之危症，当加地黄、当归之类。如阳明无恶寒②，头痛无汗，且与生化汤加羌活、防风、连须葱白③数根以散之，其柴胡清肺饮④等方，常山、草菓等药，俱不可用。

---

① 或加麻黄根之类：《产科四十三症》、《傅青主女科》同。《胎产指南》卷七作「如麻黄根汤等药」，似不可从。校者案，《胎产指南》卷七论后增置「麻黄根汤」的方名及方药组成，却未载分量。

② 如阳明无恶寒：《傅青主女科·产后编》同。《胎产指南》卷七作「如感寒」3字。

③ 连须葱白：原「连」误作「莲」，据《傅青主女科·产后编》改。《胎产指南》卷七作「莲须葱头」。《产科四十三症》作「葱白」。

④ 柴胡清肺饮：《傅青主女科·产后编》同。《产科四十三症》无「饮」字。《胎产指南》卷七作「柴胡汤、青皮饮」。校者案，《傅青主女科》的某些版本也有将其改为「柴胡清肝饮子」者。

滋荣养气扶正汤①：治产后寒热有汗，每午后应期发者。

人参二钱　炙芪一钱　白术一钱　当归三钱　陈皮四分　炙草五分　川芎一钱　麦冬一钱　麻黄根一钱

水枣煎服，夜服六味地黄丸，清汤送下。

加减养胃汤：治产后寒热往来，头痛无汗类疟者。

川芎一钱　当归三钱　苍术一钱　茯苓一钱　半夏八分　炙草四分　陈皮四分　藿香四分　人参一钱

姜水煎服，有痰加竹沥、姜汁、半夏曲。弱人兼服河车丸。凡久疟不愈，兼服参术膏，以助药力。

参术膏：

白术一斤，米泔水浸一宿，剉，焙干　人参一两

用水六碗，煎二碗，再煎二次。共汁六碗，合在一处，将药汁又熬成一碗。空心米汤，化半酒盏。

---

① 滋荣养气扶正汤：《傅青主女科·产后编》、《产科四十三症》同。《胎产指南》卷七作「养」作「益」。校者案，《傅青主女科》、《产科四十三症》方中有「熟地（一钱）」，《胎产指南》方中有「生熟地（二钱）」。

十、类伤寒二阳症①

产后七日内，发热头痛恶寒，毋专论伤寒为太阳症；发热头痛胁痛，毋专论伤寒为少阳症。二症皆由气血两虚，阴阳不和而类外感，治者慎勿轻产后热门，而用麻黄汤，以治类太阳症；又勿用柴胡汤，以治类少阳症。且产母脱血之后，而重发汗则虚虚②之祸可胜言哉！昔仲景云：「亡血家不可发散。」丹溪云③：「产后切不可发表。」二先生非谓产后真无伤寒之兼也，非谓麻黄汤、柴胡汤之不可对症也。诚恐后辈学业偏门而轻产，执成方以发表耳。虽知产后真感风感寒，其生化汤内芎、姜亦能散之。又《内经》云：「西北之气散而寒之，东南之气④收而温之，所谓病同而治异⑤也。」其意谓东南人柔弱而西北人刚劲，故治病有异。

---

① 二阳症：《胎产指南》卷七、《傅青主女科・产后编》同。本书后印本（抽换页）目录中脱「二」字。另据本书《产后总论》中所言「至若中虚外感见三阳表症之多，似可汗也，在产后而用麻黄则重竭其阳」一语，则此处之「二阳症」似当作「三阳症」。《产科四十三症》便以「三阳症」为名。然本节文中所论及者仅有产后类太阳、少阳二症，则用现名亦未尝不可。

② 虚：此字原脱，据《胎产指南》卷七补。

③ 丹溪云：朱丹溪《金匮钩玄・妇人科・发热恶寒》卷三曰：「产后一切病皆不可发散」。

④ 气：原作「人」，据《胎产指南》卷七改。与《素问・五常政大论篇第七十》合。

⑤ 病同而治异：《胎产指南》卷七作「同病而异治」。

惟产后虚劳，治不可分南北，概当用补少佐散剂，虽有他症以末治之，又不可不知也。

加味生化汤：治产后三日内，发热头痛等症。

川芎一钱① 当归三钱 炙草四分 黑姜四分② 桃仁十粒③ 羌活四分 防丰④四分⑤

查刊本⑥去桃仁，然必须问有块痛与否，方可议去。

---

① 一钱：《胎产指南》卷七作「一钱五分」。

② 黑姜四分：《产科四十三症》同。《傅青主女科·产后编》无黑姜。其书眉批曰：「一本无桃仁，有黑姜四分。」校者案，《傅青主女科·产后编》眉批所引内容与《产科四十三症》相符。

③ 桃仁十粒：《产科四十三症》无桃仁。校者案，《产科四十三症》方药组成中虽然删去了桃仁一味，而方下说明中却保留了「查刊本去桃仁，必须问有块疼与否，方可议去」一语。

④ 防丰：系「防风」之俗写。《胎产指南》卷七作正体，可从。校者案，这种俗写之法由来已久，元·邓珍本《金匮要略》卷下「竹叶汤方」和「紫石寒食散方」中两见「防丰」的写法。

⑤ 四分：《胎产指南》卷七同。《产科四十三症》作「八分」。《傅青主女科·产后编》作「一钱」。

⑥ 查刊本：校者案，《胎产指南》无「查刊本」句。嘉庆十六年（1811）杨溪序刊的《产科四十三症》、道光七年（1827）张凤翔序刊的《傅青主女科·产后编》均有此句。由于本书开篇「产后总论」下明确标有「南山单养［贤］增补」的字样，是知本书的抄辑蓝本当是单氏著作。此处又见正文大字「查刊本」云云的说明，可以推测得知：当年抄辑加工该书的学者，至少参考核校了一种木刻本。

服二剂后，头仍痛，身仍热，加白芷八分、细辛四分；若发热不退，头痛如故，加莲须[1]葱头五个、人参三钱。产后败血不散，亦能作寒作热，何以辨之？曰：时有刺痛者，败血也；但寒无他症者，阴阳不和也。刺痛用当归，乃和血之药；若因积血而刺痛者，宜用桃仁、红花、归尾之类。

十一、类伤寒三阴症[2]

潮热有汗，大便不通，毋专论为阳明症；口燥咽干而渴，毋专论为少阴症；腹满液干，大便实，毋专论为太阴症；又汗出谵语便闭，毋专论为肠胃燥屎宜下。

数症多由劳倦伤脾，运化稽迟，气血枯槁，肠腑燥渴，乃虚症类实当补之症。治者勿执

---

① 莲须：《胎产指南》卷七下有「一钱」2字，视「莲须」为单独一药。校者案，「莲须」又名「佛座须」。《本草纲目·莲藕·莲蕊须》卷三十一「［时珍曰］莲须本草不收，而《三因》诸方固真丸、巨胜子丸，各补益方中，往往用之。其功大抵与莲子同也。」《本草纲目》同时认为本品「忌地黄、葱、蒜。」详该处加味生化汤并非补益之方，此不可用莲须之一也；另方中有葱头五个与其相忌，此不可用莲须之二也。那么，此处「莲须」2字，有可能是「连须」之笔误。所谓「连须葱头」即连须葱白也，此物达表和里，通气发散，可疗发热头痛诸症。《产科四十三症》删去「莲」字，但作「须葱白」。

② 十一类伤寒三阴症：《胎产指南》卷七有「产后类伤寒三阴症」8字，却将这部分内容整体纳入「十、产后类伤寒二阳症」的标题下进行讨论。

偏门轻产，而妄议三承气汤，以治类三阴之症也。间有少壮产后患此类症，妄下幸而无妨；若遇虚弱产妇，亦复误下，多致不救。重虚之祸大矣。屡见妄下成膨，误导反结。又有血少数日不通而即下，致泻不止者危哉！

《妇人良方》云①：『产后大便秘，若计其日期，饮食数多，即用药通之，祸在反掌；必待腹满觉胀，欲去不能者，乃结在直肠②，宜用猪胆汁润之。若日期虽久，饮食如常，腹中如故，只用补剂而已。若服苦寒疏通，及伤中气，通而不止，或成痞满，误矣。』

养正通幽汤③：治产后大便秘结，类伤寒三阴症。

川芎三钱半　当归六钱　炙草五分　桃仁十五粒　火麻仁一钱，炒　肉苁蓉一钱，酒洗，去甲膜　汗多便实，加黄芪一钱、麻黄根一钱、人参二钱；口燥渴，加人参、麦冬各一钱；腹满溢④便实，

---

① 《妇人良方》云：校者案，以下这段话化裁自薛己（1487～1559）《校注妇人良方·产后大便秘涩方论第二》卷二十三中的『薛按』，薛氏《校注》约成书于明·嘉靖二十六年（1547）。

② 结在直肠：《产科四十三症》作『直结在肠』。

③ 养正通幽汤：《产科四十三症》、《傅青主女科·产后编》本方亦由六味药组成，唯川芎药量二钱半、麻仁药量二钱，与此为异。《胎产指南》卷七同名方中，川芎药量为一钱五分，且有『陈皮（四分）』，可资临证参考。校者案，《产科四十三症》方名中无『养正』2字。

④ 溢：《傅青主女科·产后编》同。《产科四十三症》删掉此字。《胎产指南》卷七作『液干』2字。校者案，『液干』2字几近不辞，或是『嗌干』之误。

加麦冬一钱、枳壳六分、人参二钱、肉苁蓉一钱；汗出谵语便实，乃气虚血竭，精神失守，宜养荣安神，加[1]茯神、远志、肉苁蓉各一钱，人参、白术各三钱，黄芪、白芷各一钱，柏子仁一钱，去油。以上数等大便燥结症，非用当归、人参至半斤数，难取功效。大抵产后虚中伤寒，口伤寒物，外症虽见头痛发热，或胁痛腰痛，是外感宜汗，犹当重产亡血禁汗。惟宜生化汤，量为加减调理无失。又如大便秘结，犹当重产亡血禁下，宜养正助血通滞，稳当极矣。

又润肠粥：治产后日久，大便不通。

用芝蔴一升，研末和米二合，煮粥食，润肠即通。

十二、类中风

产后血气暴虚，百体少血濡养，卒尔口噤牙紧，手足筋脉牵挛拘搐，症类中风、痫痓。虽虚火泛上有痰，皆当以末治之。勿执偏门而用治风消痰之方，以重虚产妇也。治法当先服生化汤，以生旺新血。如见危症，三服后即用加参益气，以救血脱也。如有痰有火，少佐橘

---

① 养荣安神加：校者案，养荣安神时所加八味药，《傅青主女科·产后编》同。《胎产指南》卷七多枣仁而缺白芷、《产科四十三症》多枣仁而缺肉苁蓉。

红、炒芩之剂，竹沥、姜汁亦可加之。黄柏、黄连切不可并用，须慎之。

滋荣活络汤①：治产后血少，口噤项强筋搐类风症。

川芎钱半　当归二钱　熟地二钱　人参二钱　黄芪一钱　茯神一钱　天麻一钱　炙草四分　陈皮四分　荆芥四分　防风四分　羌活四分　黄连八分，姜汁炒　水煎服。有痰加竹沥、姜汁、半夏；渴加麦冬、葛根；有食加山查、砂仁以消肉食，神曲、麦芽以消面食；大便闭加肉苁蓉钱半；汗多加麻黄根一钱；惊悸加枣仁一钱，炒。

天麻丸②：治产后中风，恍惚语涩，四肢不利。

天麻一钱　防风一钱　茯神一两　川芎七分　羌活七分　枣仁　远志　柏子仁　山药　麦冬　人参各一两　细辛四两　当归二两　南星曲八分　石菖蒲一钱

右为细末，炼蜜为丸，辰砂为衣，清汤送下六、七十丸。

---

① 滋荣活络汤：《产科四十三症》、《傅青主女科·产后编》本方方药组成相同。《胎产指南》卷七方中无「炙草」，有草菓、麦冬。校者案，《产科四十三症》方名中「荣」作「营」。

② 天麻丸：《胎产指南》卷七方中还有「半夏曲（九钱）」，全方16味。《傅青主女科·产后编》方中少茯神、当归2味，全方13味。《产科四十三症》方中少茯神、当归、人参3味，全方12味。

十三、类痉

产后汗多，即变痉者，背强而身反，气息如绝，宜速服加减生化汤。

加减生化汤①：专治有汗变痉者。

川芎一钱 麻黄根一钱 当归四钱 桂枝五分 人参一钱 炙草五分 羌活五分 附子一片 天麻八分 羚羊角八分

如无汗类痉中风，用川芎三钱，当归、枣仁、防风②

---

① 加减生化汤：《胎产指南》卷七全方11味（较本书多「防风」一味），但只罗列药味名称，并无份量、煎服法等信息。《傅青主女科·产后编》诸药分量同此，亦无煎服法。《产科四十三症》诸药分量同此，补出了「生姜一片，枣一枚，水煎服」的药引和煎服法。

② 如无汗类痉……防风：此句语意未完，有脱失之处。详《胎产指南》卷七作「又方：治产后无汗，类痉中风，筋脉四肢挛急。川芎、当归、羌活、防风、枣仁。此血虚之故，当重用芎归。」《产科四十三症·十三类痉》作「如无汗类痉，用当归三钱、川芎二钱、防风一钱。本方减桂枝、麻黄根。」《傅青主女科·产后编》作「如无汗类痉者中风，用川芎三钱，当归、枣仁、防风俱无分量。」

十四、出汗①

凡分娩时汗出，由劳伤脾，惊伤心，恐伤肝也。产妇多兼此三者而汗出，不可即用敛汗之剂，神宁而汗自止。若血块作痛，芪、术未可遽加，宜服生化汤二、三帖，以消块痛，随服麻黄根汤②以止虚汗。若分娩后倦甚，濈濈然汗出，形色又脱，乃亡阳脱汗也。阳亡则阴随之，故又当从权速灌加参生化汤，倍参以敌危急，毋拘块痛。妇人产多汗，当健脾而敛水液之精，益荣卫以嘘血归源③，灌溉四肢，不使妄行于外而汗也。杂症虽有自汗、盗汗之名，其当归六黄汤，不可治产后之盗汗也。宜服加参生化汤，及加味补中益气汤二方。若服参、芪而汗多不止，及头出汗而不至腰足，乃危急之症，必难疗矣。如汗出而手拭不及者不治。产后汗出气喘等症，虚之极也，不受补者不治。

①出汗：《产科四十三症》、《傅青主女科·产后编》同。本书目录作「汗」字。《胎产指南》卷七作「产后汗」。校者案，与本书不同，《胎产指南·卷七上·产后论解三十二症医方》除「一、论血块」、「二、论血晕」之外，其余30症标题皆冠以「产后」（或「产妇」）2字。

②麻黄根汤：《胎产指南》卷七、《产科四十三症》、《傅青主女科·产后编》均作「加参生化汤」，不从。

③嘘血归源：《傅青主女科·产后编》同。《胎产指南》卷七「嘘」作「引」。《产科四十三症》「源」作「元」。

麻黄根汤：治产后虚汗不止。

人参二钱 当归二钱 黄芪钱半 白术一钱 桂枝五分 麻黄根一钱 粉草五分 牡蛎一钱①，煅 浮小麦一大撮

虚脱汗多，手足冷，加黑姜四分、熟附子一片；渴加麦冬一钱、五味子十粒；肥白人产后多汗，加竹沥一盏、姜汁半匙，以清痰火；恶风寒加防风、桂枝各五分；血块不下，加熟地三钱。暮服八味地黄丸。

八味地黄丸：

山萸 山药 丹皮 茯苓各八钱 泽泻 五味子各五钱 黄芪一两 熟地八钱 炼蜜为丸。

阳加于阴则汗，因②而遇风，变为瘈疭者有之，尤难治。故汗多，宜谨避风寒，汗多小便不通，乃亡津液故也，毋用利水药。

---

① 一钱：《胎产指南》卷七作「五分」。《产科四十三症》、《傅青主女科·产后编》作「少许」。

② 因：《产科四十三症》此下有「疑作「应」」3字小注。校者案，《产科四十三症》「因」下较它本尚多一「回」字，若将「因」释为「应」，则全句成为：「阳加于阴则汗应回，而遇风变为瘈疭者有之。」句读发生变化的同时，医理也发生了变化。

十五、盗汗

产后睡中盗汗，醒来即止，犹盗瞰人睡，而谓之盗汗。非自汗之比。《杂症论》云：『自汗阳亏，盗汗阴虚。』然当归六黄汤，又非产后盗汗方也，唯兼气血而调治之，乃为善耳。

止汗散：治产后盗汗。

人参二钱　当归二钱　熟地一钱五分　麻黄根五分　黄连五分　浮小麦一大撮　水煎服。

又方：牡蛎①煅研末，五分　小麦麸②炒黄研末，一钱　二味，滚水调服③。

①牡蛎：本书原空缺此味，据《胎产指南》卷七、《傅青主女科·产后编》补。

②小麦麸：本书原作『小麦麯』，据《妇人大全良方》卷十九『产后虚汗不止方论第六』改。《胎产指南》卷七、《傅青主女科·产后编》皆作『小麦面』，不从。校者案，《本草纲目·小麦》卷二十二中说『小麦秋种夏熟，受四时之气足……故麦凉、曲温、麸冷、面热，宜其然也。』故知性属温、热的曲、面皆与本证不谐。

③二味滚水调服：《妇人大全良方》卷十九作『右等分研细，煮生猪肉汁调下二钱，无时候。』《胎产指南》卷七作『绢袋盛扑之』。《傅青主女科·产后编》正文阙使用法，眉批作『一本牡蛎、小麦炒黄，各五分，空心调服。』校者案，《傅青主女科·产后编》眉批所引内容与《产科四十三症》相符。

十六、口渴又兼[①]小便不利

产后烦燥，咽干而渴，又兼小便不利，由失血汗多所致。治当助脾益肺，升举气血，则阳升阴降，水入经而为血为液，谷入胃而气长脉行，自然津液生而便调利矣。若认口渴为火，而用芩、连、栀、柏以降之；认小便不利为水滞，而用五苓散以通之，皆失治也。必因其劳损而温之益之，因其留滞而濡之行之，则庶几矣。

生津止渴益水饮：

人参三钱　麦冬三钱　五味子十粒　黄芪一钱　熟地三钱　当归三钱　茯苓八分　炙草四分　升麻四分　葛根一钱

汗多，加麻黄根一钱[②]、浮小麦一大撮；大便燥，加肉苁蓉钱半；渴甚加生脉散代茶饮

---

① 又兼：本书目录脱失此二字。

② 麻黄根一钱：《傅青主女科·产后编》同。《胎产指南》卷七下有「枣仁一钱」。

之，不可疑而不用①。

十七、遗尿

气血太虚，不能约束，宜八珍汤加升麻、柴胡，甚者加熟附子一片。

十八、误破尿胞

产理不顺②，稳婆不精，误破尿胞膀胱者，用参、芪为君，归、芎为臣，桃仁、陈皮、茯苓为佐，猪、羊尿胞煎药，百服乃安。

又方：用生黄丝绢一尺、白牡丹皮根为末、白芨为末各二钱。水二碗，煎至绢烂如饴服

---

① 不用：校者案，《胎产指南》卷七此下尚有生津益液汤一方，其文曰：『生津益液汤：治产后虚弱，口渴少气，汗多内烦，不生津液。人参（一钱），麦冬（一钱），茯苓（一钱），大枣（三枚），竹叶（三十片），甘草（五分），栝蒌根（三钱），荆芥（三钱），当归（三钱）。大热大渴不止，加芦根，水煎神效。』《胎产指南》生津益液汤是承前方『生津止渴益水饮』而来，位置相对合理。但本书却将此方置于『二十五、呕逆不食』之末，似有错简之虑。

② 产理不顺：此方实本朱丹溪《格致余论·难产胞损淋沥论》，唯少白术一味尔。此外，《万氏妇人科·产后小便数及遗尿不禁》卷三有『又有生前稳婆用手误损胞破者，以致小便不禁，宜用参术汤主之。人参（二钱半），白术（二钱），桃仁、陈皮、茯苓（各一钱），炙芪（一钱五分），炙草（五分），猪脬或羊脬（一个）。洗净，水二盏，煮至一盏，去胞，入药，煎七分，食前多服乃佳。』所谓『参术汤』较本方多白术、炙草，少川芎、当归二味，可资参考。亦可与《傅青主女科·产后手伤胞胎淋漓不止（七十二）》之『完胞饮』相参，王斯恩曰：『此方较黄丝汤尤神，试验。』

之。宜静卧，不可作声，名补脬饮。神效。

十九、患淋沥小便艰难

产后虚弱，热客于脬中，内虚频数，热则小便淋沥作痛。

茅根汤①：凡产后冷热淋并治之。

石膏 白茅根各一两 瞿②麦 白茯苓各五钱 葵子 人参 桃胶 滑石各③一钱 石首鱼头④四个 灯心水煎⑤，入齿末⑥空心服。

眉批⑦：一本此方内有紫贝二分。

---

① 茅根汤：《傅青主女科·产后编》同。《胎产指南》卷七方中无「石膏」，有甘草梢（五分）、紫贝（二个）。《产科四十三症》无「滑石」。校者案，《产科四十三症》有小字注文曰：「症由内虚，方用石膏一两，无此治法。不可拘执陈方，以致误人。一本石膏一钱，较轻。」

② 瞿：原误作「矍」，据药名改。下同。

③ 各：原误作「名」，今正之。

④ 石首鱼头：《中华本草》8309 味曰「石首鱼头（《丹溪治法心要》），为石首鱼科动物大黄鱼 Pseudosciaena crocea（Richardson）和小黄鱼 P. polyactis Bleeker 的头部。」

⑤ 灯心水煎：《胎产指南》卷七作「姜、灯芯引。」

⑥ 入齿末：《胎产指南》卷七作「入鲤鱼齿末五分。」

⑦ 眉批：本书后印本未见此处的眉批 10 字。

又方①：治产后小便痛淋血。

白茅根　瞿麦　车前子　葵子　通草②　鲤鱼齿一百个　水煎，亦入齿末③。

二十、便数

此症由脬内宿有冷气，因产发动，冷气入脬故也。用赤石脂二两，为末空心服④。

又方：治小便数及遗尿。用益智仁二十八枚⑤为末，米饮送下二钱。

又桑螵蛸散：

桑螵蛸三十个，炒　人参三钱　黄芪三钱　鹿茸　牡蛎　赤石脂各三两　为末，空心服二钱，

---

① 又方：此方源于唐·昝殷《经效产宝·产后淋病诸方论第二十》的第六方，原方诸药分量齐备，现誊录全方以备临证参考：「疗产后淋，小便痛及血淋。黄茅（伍两），瞿麦（贰两），车前子（贰两），通草（叁两），冬葵子（贰合），鲤鱼齿（壹百枚为末）。右水贰升，煎取壹升，入齿末，空心分两服。」

② 通草：《傅青主女科·产后编》此下有「以上俱无分量」6字。其书眉批曰：「一作各等分」。《产科四十三症》则作「各等分」。校者案，《傅青主女科·产后编》眉批所引内容与《产科四十三症》相符。

③ 入齿末：《胎产指南》卷七作「入鲤鱼齿末服。」《傅青主女科·产后编》下有「按，齿末，疑均是鲤鱼齿末。」校者案，「末」字原误作「未」，径改。

④ 用赤石脂……空心服：《胎产指南》卷七无此方。

⑤ 二十八枚：《胎产指南》卷七作「三十个，炒」。

米饮送下。

二十一、泄泻①

产后泄泻，非杂症有飧泄②、洞泄、湿泄、濡泄、水谷注下之论。大率气虚、食积与湿也。气虚宜补，食积宜消，湿则宜燥。然恶露未净，难以骤消、骤燥，当先服生化汤二、三帖，以化旧血生新血，内加茯苓以利水道。俟血生然后补气、消食、燥湿，以分利水道，使无滞涩、虚虚之失。若产后旬日外方论杂症，犹当量虚实而治焉。如腹痛下清水，肠鸣，米饮不下者，以寒泄治之；如粪水黄赤，肛门作痛，以热泄③治之；有因饮食过多，伤脾成泄，气臭如败卵，以食积泄治之；又有脾气久虚，少食，食下食鸣急④，尽下所食之物，方觉快者，以虚寒泻治之。治法：寒则温之，热则清之，脾伤食积，分利健脾，兼消补虚，善为调治无失也。

---

① 泄泻：《胎产指南》卷七作「产后泻」。《产科四十三症》、《傅青主女科·产后编》作「泻」。
② 飧泄：本书及《产科四十三症》、《傅青主女科·产后编》原作「食泄」，据《胎产指南》卷七改。
③ 泄：此字原脱，据《胎产指南》卷七、《产科四十三症》、《傅青主女科·产后编》补。
④ 食下食鸣急：《傅青主女科·产后编》作「食下即鸣急」。《胎产指南》卷七作「食下肠鸣腹急」。《产科四十三症》作「食后即鸣觉」。

产后虚泻眼昏不识人，弱甚形脱危症，必用人参二钱，白术、茯苓各二钱，附子一钱，方能回生。若脉浮弦①，按之不鼓，即为中寒，此盖阴先亡而阳欲去，速宜大补气血加附子、黑姜以回阳。万勿②忽视。

加减生化汤：治产后块未消，患泻。

川芎二钱 茯苓二钱 当归四钱 黑姜五分 炙草五分 桃仁十粒 莲子八枚 水煎温服。

健脾利水生化③汤：治产后块已除，患泻。

川芎一钱 归身二钱 黑姜四分 炙草五分 茯苓钱半 人参三钱 肉菓一个，制④ 白术一钱，土炒 陈皮五分 泽泻八分

寒泻加炙干姜八分；寒痛加砂仁、炮姜各八分；热泻加炒黄连八分；泻水腹痛，米谷不化，加砂仁八分，麦芽、山查各一钱；泻有嗳酸臭气，加神曲、砂仁各八分；脾气久虚，泻

---

① 弦：原作「絃」，与「弦」同，今用正字。

② 勿：原误作「物」，今正之。

③ 生化：《产科四十三症》删此2字。校者案，此方《傅青主女科·产后编》同。《胎产指南》卷七缺炙草。《产科四十三症》缺陈皮。

④ 制：《胎产指南》卷七作「参制」。

出所食物方快，以虚寒论；泻水者加苍术一钱以燥湿；脾气弱，元气虚，必须大补，佐消食、清热、却寒药；弱甚，形色脱，必须服第一方，参、术、苓、附必用之药也；诸泻俱加酒炒升麻、莲子十枚。

二十二、完谷不化

因产后劳倦伤脾，而转运稽迟也，名为飧泄。又饮食太过，脾胃受伤亦然，俗呼为水谷痢是也。然产方三日内血块未消，患此症脾胃衰弱，未可遽加参、芪、术。且服生化汤加益智、香、砂，少温胃气。候块消后加参、芪、术补气，肉菓、木香、砂仁、益智温胃，升麻、柴胡清胃气①，泽泻、茯苓、陈皮以利水为上策焉。

加味生化汤②：治产后三日内，完谷不化，块未消者。

川芎一钱　当归四钱　黑姜四分　炙草四分③　桃仁十粒　茯苓钱半　益智仁一钱④　水煎服。

---

① 清胃气：《傅青主女科·产后编》同。《产科四十三症》作「以升胃」。《胎产指南》卷七作「以引胃中清气。」

② 加味生化汤：本方《产科四十三症》当归作「三钱」，尚有「枣一枚」。《傅青主女科·产后编》所引与本书同，其书眉批曰：「一本当归作三钱，有枣一枚」。校者案，《傅青主女科·产后编》眉批所引内容与《产科四十三症》相符。

③ 四分：《胎产指南》卷七作「五分」。

④ 一钱：《胎产指南》卷七作「二钱」。

参苓生化汤①：治产后三日内，血块已消，完谷不化，胎前素弱患此症者。

川芎一钱② 当归二钱 黑姜四分 炙草五分 人参二钱 茯苓一钱 白芍一钱，炒 益智仁一钱 白术二钱，土炒 莲子八枚 肉菓一个，制

泻水，加泽泻、木通各八分；腹痛加砂仁八分；渴加麦冬、五味子；寒泻加黑姜一钱、木香四分；食积加神曲、麦芽消饭面，砂仁、山查消肉食；产后泻痢日久，脾胃虚弱，完谷不化，宜温助胃气，六君子汤加木香四分、肉菓一个，制。

二十三、痢③

产后七日内外，患赤白痢，里急后重频并，最为难治。欲调气行血，而推荡痢邪，犹患产后元气虚弱；欲滋荣益气，而大补虚弱，又助痢之邪盛。惟生化汤减干姜而代以木香、茯苓，则善消恶露而兼治痢疾，并行而不悖也。再服香连丸，以俟一、二日后，病势渐减，可

---

① 参苓生化汤：本方《产科四十三症》川芎作「二钱」，尚有「枣一枚」。《傅青主女科·产后编》此方无「莲子」，其书眉批曰：「一本有莲子八枚去心，枣一枚」。校者案，《傅青主女科·产后编》眉批所引内容与《产科四十三症》相符。

② 一钱：《胎产指南》卷七作「二钱」。

③ 痢：《产科四十三症》、《傅青主女科·产后编》同。《胎产指南》卷七作「产后痢」。本书目录作「痢疾」。

保无虞。若产七日外，有患褐花色后重频并虚痢，则当加补无疑。若产妇禀厚，产期已经二十余日，宜服生化汤加连、苓①、厚朴、芍药行积之剂。

加减生化汤：治产后七日内患痢。

川芎二钱　当归五钱　炙草五分　桃仁十二粒　茯苓一钱　陈皮四分　木香三分，磨　红痢②腹痛，加砂仁八分

清血丸③：治禁口痢。

香连为末，加莲肉粉各一两半，和匀酒送下四钱④。

凡产三日后，块散痢疾少减，共九症开后依治：

---

① 苓：《产科四十三症》同。《胎产指南》卷七、《傅青主女科·产后编》作「芩」，是。

② 红痢：《产科四十三症》、《傅青主女科·产后编》同。《胎产指南》卷七作「白痢」。

③ 清血丸：《胎产指南》卷七同。《产科四十三症》、《傅青主女科·产后编》误作「青血丸」。《胎产指南》卷七下有「治红痢神方，产七日内不可用寒性药也。」

④ 治禁口痢……四钱：《傅青主女科·产后编》同。《产科四十三症》「和匀」下增「为丸」2字。《胎产指南》卷七作「香连丸：香、连为主，加莲肉粉各半，一治噤口痢。赤白痢下绞痛，加行积药。」校者案，综合前后两注可知，本书及《傅青主女科·产后编》、《产科四十三症》所说的「清血丸」其实是「香连丸」，而「清血丸」的方药组成由于《胎产指南》失载而待考。南京中医学院彭怀仁主编的《中医方剂大辞典（第九册）》提示「清血丸」由槐花、荆芥穗、侧柏叶、黄连、枳壳等药味组成，可供参考。

一、产后久泻，元气下陷，大便不禁，肛门如脱，宜服六君子汤加木香四分、肉菓一个，制，姜汁五分。

二、产后泻痢黄色，乃脾土真气虚损，宜服补中益气汤，加木香、肉菓。

三、产后伤面食泻痢，宜服生化汤加神曲、麦芽①。

四、产后伤肉食泻痢，宜服生化汤加砂仁、山查。

五、产后胃气虚弱泻痢，完谷不化，当温助胃气，宜服六君子汤，加木香四分、肉菓一个，制。

六、产后脾胃虚弱，四肢浮肿，宜服六君子汤加五皮散。

眉批：五皮散方，见后水肿条②。

七、产后泻痢无后重，但久不止，宜服六君子汤加木香、肉菓。

八③、产后红白痢，脐下痛，用当归、厚朴、黄连、肉菓、甘草、桃仁、川芎。

---

① 神曲麦芽：《傅青主女科·产后编》同，其书眉批曰：「一本神曲、麦芽、木香各一钱」。《产科四十三症》作「神曲一钱，麦芽一钱」。校者案，《傅青主女科·产后编》眉批所引内容与《产科四十三症》略同，唯多「木香」一味，疑是衍文。

② 见后水肿条：校者案，后「二十七、水肿」条内的处方名为「五加皮散」。

③ 八：本条之后，《产科四十三症》有「此条疑均有阙误」7字小注。

九、产后痢久色白属血虚，宜服四物汤①加荆芥、人参②。

二十四、霍乱

由产后劳伤气血，脏腑虚损，不能运化食物，及感冷风所致。阴阳升降不顺，清浊乱于肠胃，冷热不调，邪正相薄，上下为霍乱。

生化六和汤：治产后块痛未除，患霍乱。

川芎二钱 当归四钱 黑姜四分 炙草四分 砂仁六分 陈皮四分 藿③香四分 茯苓一钱 姜三片，水煎服。

附子散④：治产后霍乱吐泻，手足逆冷，须无块痛，方可服此。

---

① 四物汤：《胎产指南》作「四君子汤」。

② 九……荆芥人参：《胎产指南》卷七下有「十、产后痢，羸困，心腹绞痛，宜服薤白、石榴皮、当归、黄连、地榆。痢腹痛不止，用温汤蘸熨，暖腹则缓。」《产科四十三症》此下有「十、产后痢久色赤属气虚，宜六君子汤加木香、肉菓。」《傅青主女科·产后编》此处亦有眉批曰：「一本有：十、产后痢久色赤属气虚，宜六君子汤加木香、肉菓。」校者案：《傅青主女科·产后编》眉批所引内容与《产科四十三症》相符。

③ 藿：原误作「霍」，今正之。

④ 附子散：《傅青主女科·产后编》中脱漏人参、附子二味药，使方药名实难符。《产科四十三症》补出了「附子（五分）」，仍缺少人参一味。

白术一钱　当归二钱　陈皮四分　黑姜四分　丁香四分　甘草四分　人参一钱　附子五分　共为末，粥饮调下，每服二钱。

温中汤①：治产后霍乱吐泻不止，无块痛者可服此方。

人参　白术　当归　厚朴　黑姜　茯苓　草豆蔻　姜三片，水煎服。

二十五、呕逆不食

产后劳伤脏腑，寒邪易乘于肠胃，则气逆呕吐而不下食也。又有瘀血未净而呕者；亦有痰气入胃，胃口不清而呕者，当随症治之。

加减生化汤②：治产后呕逆不食。

川芎一钱　当归三钱　黑姜五分　甘草五分　砂仁五分　藿③香五分　淡竹叶七片　姜汁二匙　水煎服。

---

① 温中汤：《胎产指南》卷七作「温中散」。《产科四十三症》为本方7味药增补了分量。校者案，《胎产指南》卷七「温中散」全文之后尚有「产后七日外患霍乱，用六君子汤亦可治之」一语。

② 加减生化汤：《胎产指南》卷七方中无藿香、淡竹叶。《产科四十三症》方中无淡竹叶。《傅青主女科·产后编》方中无甘草。

③ 藿：原误作「霍」，今正之。

温胃丁香散：治产后七日外，呕逆不食。

当归三钱　白术二钱　黑姜四分　丁香四分　人参一钱　陈皮　炙草　前胡　藿①香各五分　姜三片　水煎服。

石莲散②：治产妇呕吐，心冲目眩。

石莲子一两五钱，去壳心　白茯苓一两　丁香五钱

共为细末，米饮送下。

生津益液汤③：治产妇虚弱，口渴气少，由产后血少，多汗内烦，不生津液。

---

① 藿：原误作「霍」，今正之。

② 石莲散：本方《产科四十三症》「白茯苓」作「白术」。《傅青主女科·产后编》丁香用「五分」，其书眉批曰：「一本有白术无白茯苓，丁香作五钱，用者的（酌）之。」校者案，《傅青主女科·产后编》眉批所引内容与《产科四十三症》相符。

③ 生津益液汤：此方不治呕，似有错简。《胎产指南·产后论解三十二症医方》卷七将其置于「十四、产后口渴或兼小便不利」条目之下，可作参考。校者案，《傅青主女科·产后编》与本书的方药主治、加减表述完全一致，体现了极强的同源性。《产科四十三症》通过调整主治、重拟药量和删去浮语的方法，使本方在方便临床使用的同时，略与「呕逆不食」的标题接近了。其文曰：「生津益液汤，治产妇虚弱口渴，气少，恶心等症：人参（二钱），麦冬（二钱），茯苓（一钱），竹叶（十片），浮小麦（一撮），炙草（五分），瓜蒌根（八分）。枣一枚，水煎服。」乃视其为气津两伤、恶心欲呕之主方了。

人参　茯苓　麦冬各一两① 大枣　竹叶　浮小麦　炙草　瓜蒌根② 大渴不止，加芦根③。

眉批：一本有天花粉④。

二十六、咳嗽

产后七日⑤，外感⑥风寒咳嗽，鼻塞声重，恶寒，勿用麻黄以动汗。嗽而胁痛，勿用柴胡汤。嗽而有声，痰少面赤，勿用凉药。凡产后有火嗽、有痰嗽，必须调理半月后，方可用凉药，半月前切不可用。

---

① 一两：《胎产指南》卷七作「一钱」。

② 大枣……瓜蒌根：以上5味，本书及《傅青主女科·产后编》皆无份量。《胎产指南》诸本均无「浮小麦」一味。《胎产指南》（咸丰七年四明欧立三堂刻本）卷七「大枣、竹叶、甘草、栝蒌根」4药亦无份量，《胎产指南》（大成本）卷七作「大枣（三枚），竹叶（三十片），甘草（五分），括蒌根（三钱），荆芥（三钱）、当归（三钱）」。

③ 大渴不止加芦根：《胎产指南》（大成本）卷七前有「大热」2字。《胎产指南》（咸丰七年四明欧立三堂刻本）卷七后有「荆芥（三钱）、当归（三钱）」2药。

④ 眉批一本有天花粉：校者案，天花粉是瓜蒌根的别名。方中已有瓜蒌根，则该眉批似当删之。

⑤ 产后七日：《产科四十三症》、《傅青主女科·产后编》下有一「内」字。

⑥ 外感：《傅青主女科·产后编》同。《产科四十三症》仅作一「感」字。

加味生化汤①：治产后外感风寒，咳嗽鼻塞声重。

川芎一钱 当归二钱 杏仁十粒 桔梗四分 知母八分

有痰加半夏曲，虚弱有汗咳嗽加人参。总之，产后不可发汗。

加参宁②肺生化汤：治产后虚弱，旬日内感风寒咳嗽，声重有痰，或身热头痛及汗多者。

川芎 人参 知母 桑白皮各一钱③ 当归二钱 杏仁十粒 甘草 桔梗各四分 半夏七分 橘红三分④

虚人痰多，加竹沥一杯、姜汁半匙。水煎服。

加味四物汤：治半月后，干嗽有声，痰少者。

川芎 白芍 知母⑤ 瓜蒌仁各一钱 生地 当归 诃子各二钱 冬花六分 桔梗 甘草

---

① 加味生化汤：本方《产科四十三症》知母作「四分」，另翻页有「炙草（四分），枣一枚，水煎服」。《傅青主女科·产后编》与本书同，其书眉批曰：「知母一本作四分。」校者案，《傅青主女科·产后编》眉批所引内容与《产科四十三症》相符。

② 宁：《产科四十三症》作「安」。

③ 一钱：《产科四十三症》作「二钱」。

④ 三分：《产科四十三症》作「三钱」。

⑤ 知母：《产科四十三症》阙此味。

兜铃各四分 水煎服①。

二十七、水肿

产后水气，手足浮肿，皮肤见光莹色，乃脾虚不能制水，肾虚不能行水也。必用大补气血为主，佐以苍术、白术、茯苓补脾，壅满用半夏、陈皮、香附消②之。虚人加人参、木通；有热加黄芩、麦冬，以清肺金。健脾利水补中益气汤③，七日外用④：人参、白术各二钱，茯苓、白芍各一钱，陈皮五分，木瓜八分，紫苏、木通、腹皮、苍术、厚朴各四分。大便不通，加郁李仁、麻仁各一钱。如因寒邪湿气伤表⑤，无汗而肿，宜姜皮、半夏、苏叶，加补气血方中以表汗。

---

① 水煎服：《傅青主女科・产后编》无。《产科四十三症》作「生姜一大片，水二中，煎八分，温服。」

② 消：《胎产指南》卷七作「监」。

③ 健脾利水补中益气汤：《胎产指南》卷七视此9字为一个专有方名，回行另书，其下方药组成、加减之法也各为一段。本书及《产科四十三症》、《傅青主女科・产后编》混同一段加以论述。

④ 用：《产科四十三症》、《傅青主女科・产后编》同。《胎产指南》卷七（欧立三堂刻本）无此字，则与方名同处一行之「治产后七日外」6字甚显突兀。《胎产指南》卷七（大成本）亦无此字，却于「治产后七日外」下面补出一个小字注文「缺」，是。

⑤ 伤表：《胎产指南》卷七同。《产科四十三症》、《傅青主女科・产后编》作「伤脾」。

五加皮散①：治产后风湿客伤脾经，气血凝滞，以致面目浮虚，四肢肿胀气喘。

五加皮一钱　地骨皮一钱　茯苓皮一钱　大腹皮一钱　姜皮一钱　水煎服。

又云②：产后恶露未尽，停留胞络，致令浮肿。若以水气治之，投以甘遂等药误矣。但服调经散，则血行而肿自消。

调经散：没药另研　琥珀另研　肉桂　赤芍　当归各一钱

研为末，每服五分，姜汁、酒③各少许调服。

二十八、流注

产后恶露流于腰臂腿足关节之处，或漫肿，或结块，久则肿起作痛，肢体倦怠。急宜用葱熨法以治外肿，内服参归生化汤以散血滞，无缓也。则未成者自消，已成者自溃。

---

① 五加皮散：《胎产指南》卷七作「五皮饮」。《产科四十三症》、《傅青主女科·产后编》作「五皮散」。

② 又云：校者案，「又云……调经散」云云，化裁自李师圣序郭稽中《产科经验保庆集》21篇的第七论。原书「调经散」中尚有麝香、细辛各半钱，本书辑录时脱落矣。具体内容详《三因极一病证方论·产科二十一论评》卷十七，《妇人大全良方·产后四肢浮肿方论第十》卷二十二，或《经效产宝·续编》中所附之「濮阳李师圣施郭稽中论」第七论。需要指出的是《胎产指南》卷七「产后水肿」中并无这段内容，《产科四十三症》、《傅青主女科·产后编》中均有此段内容。

③ 酒：《傅青主女科·产后编》同。《产科四十三症》作「黄酒」。《产科经验保庆集》作「温酒」。

葱熨法：用葱一握，炙热，捣烂作饼，敷肿处，用厚布二、三层，以熨斗火熨之。

参归生化汤①：治流注。已成者溃，未成者消。

川芎钱半　当归三钱　炙草五分　人参二钱　黄芪钱半　肉桂五分　马蹄香二钱

此症若不补气血，慎起居，节饮食，未有得生者也。如肿起作痛，起居饮食如常，是病气有余，形气未损易治。若漫肿微痛，起居倦怠，饮食不足，病气又不足，最难治。或未成脓，或成脓未溃，气血虚也，宜服八珍汤②。憎寒恶热③，阳气虚也，宜服十全大补汤。晡后大热④，阴气虚也⑤，宜四物汤加参、术、丹皮。呕逆，胃气虚也，宜服六君子汤加炮姜、干姜⑥。食少体倦，脾气虚也，宜服补中益气汤。四肢冷逆，小便频数，肾气虚也，宜补中益气汤加益智仁一钱。

神仙回洞散：治产后恶露流注，日久成肿，用此宣导其脓。若未补血气至旺者，此方不

---

① 参归生化汤：《产科四十三症》作「归参生化汤」。
② 八珍汤：《胎产指南》卷七作「人参汤」。
③ 憎寒恶热：《胎产指南》卷七作「增寒壮热」。《傅青主女科·产后编》作「增寒恶寒」。《产科四十三症》作「憎寒恶寒」。
④ 晡后大热：《胎产指南》卷七作「日晡内热」。《产科四十三症》、《傅青主女科·产后编》作「补后大热」。
⑤ 阴气虚也：《胎产指南》卷七无此4字。《产科四十三症》、《傅青主女科·产后编》作「阴血虚也」。
⑥ 干姜：《傅青主女科·产后编》同。《胎产指南》卷七、《产科四十三症》无。

可妄用。

眉批：一本云：神曲回脓散。

乳痛方即神仙回脓散①：

蒲公英 天花粉 金银花 连翘 白芷 甘草

若是吹乳，加防风。久破烂，加人参、黄芪。不加引。酒、水各半煎，饱服。

二十九、膨胀②

妇人素弱，临产又劳，中气不足，胸膈不舒，而转运稽迟。若产后即服生化汤，以消块止痛。又即服加参生化汤以助胃健脾，自无中满之症。其膨胀因伤食而误消，因气郁而误散，多食冷物而停滞恶露，又因血虚大便燥结误下而愈胀。殊不知血气两虚，血块消后，当大补气血，以补③中虚。治者若但知伤食宜消，气郁宜散，恶露当攻，便结可下，则胃气反

---

① 乳痛方（即神仙回脓散）：此方原书脱失，据《胎产指南》卷八补。校者案，题名丹溪先生所撰的《胎产秘书》（1845年止园刻本），卷下所载的「神仙回脓散」与《胎产指南》所载不同，却与本书「四十一、乳疯」中的「回脉散」接近，唯将「回脉散」中「木香」易作「沉香」而已。

② 膨胀：《产科四十三症》作「胀满」。

③ 补：《产科四十三症》作「调」。

损，满闷愈增，气不升降，湿热积久，致成膨胀。岂知消导佐①于补中，则脾胃强，而所伤食气消散。助血兼行，则大便自通，恶露自行矣。

如产后中气不足，微满，误服耗气药而成胀者，宜服**补中益气汤**②。

人参　白术　当归各五分　白茯苓一钱　川芎　白芍各四分　木香三分　萝卜子四分　水煎服。

如伤食，误服消导药成胀，或胁下积痛，宜服**健脾汤**③。

人参　白术　当归各三钱　白茯苓　神曲　白芍　吴萸各一钱　陈皮　大腹皮各四分　砂仁　麦芽各五分　水煎服。

如大便不通，误服下药成胀，及肠中作痛，宜服**养荣生化汤**④。

---

① 佐：《产科四十三症》、《傅青主女科·产后编》作「坐」。

② 补中益气汤：本方《产科四十三症》人参、白术俱作「一钱」，当归作「二钱」，有「姜一片」。《傅青主女科·产后编》与本书同，其书眉批曰：「一本人参、白术俱作一钱，当归一钱，有姜一片。」校者案，《傅青主女科·产后编》眉批所引内容与《产科四十三症》相符，眉批中「当归一钱」之「一」系「二」之讹。

③ 健脾汤：本方《产科四十三症》人参、白术俱作「二钱」。《傅青主女科·产后编》与本书同，其书眉批曰：「一本人参、白术作二钱。」校者案，《傅青主女科·产后编》眉批所引内容与《产科四十三症》相符。

④ 养荣生化汤：本方《产科四十三症》无桃仁。《傅青主女科·产后编》与本书同，其书眉批曰：「一本无桃仁。」校者案，《傅青主女科·产后编》眉批所引内容与《产科四十三症》相符。

当归四钱　白芍一钱　茯苓一钱　白术二钱　人参一钱　陈皮五分　腹皮五分　香附五分　桃仁十粒　苁蓉一钱

块痛，用此汤药送四消丸[①]一钱。若屡误服下药，须用参归半斤熬膏，滚白水泻开送四消丸，则大便自通，膨胀自除矣。凡误服消食耗气下药，致绝谷者，用长生活命丹[②]屡效。

眉批：长生活命丹方见伤食条。

三十、怔忡惊悸

由产后忧惊劳倦，去血过多，则心中跳动不宁，谓之怔忡。若惕[③]然而惊，心中怯怯，如人将捕之状，谓之惊悸。若此二症，惟调和脾胃，补养心血，志定神清而病愈矣。如分娩后血块未消，宜服生化汤，且补血行块，血旺则怔定惊平，不必加定志安神剂，如块消痛止，后患此症，宜服**加减养荣汤**。

当归　川芎各二钱　茯神　枣仁　人参　麦冬　远志　白术　黄芪各一钱　元肉八枚　陈皮

---

① 四消丸：《产科四十三症》作「三消丸」。另按，「丸」原误作「九」，今正之。
② 长生活命丹：《产科四十三症》作「活命饮」。
③ 惕：《胎产指南》卷七同。《产科四十三症》、《傅青主女科·产后编》作「惕」。

炙草各四分　姜三片，水煎服。虚烦加竹沥、姜汁，竹茹一团。本方去川芎、麦冬，加木香，即归脾汤。

养心汤①：治产后心血不安，惊悸不定。

炙芪一钱　茯神八分　川芎八分　当归二钱　麦冬一钱　远志八分　柏子仁一钱　人参一钱半　炙草四分　五味子十粒　姜水煎服。

安神丸②：与前药兼服。

黄连三钱，酒洗　生地三钱　归身三钱③　炙草五分

共为细末，蒸饼糊丸，绿豆大，硃砂二钱为衣，每服二十丸④，滚白水送下。

---

① 养心汤：本方《产科四十三症》茯神作「一钱」，另有「元眼肉六枚」。《傅青主女科·产后编》除「茯神」作「茯苓」外，与本书略同，其书眉批曰：「一本有元肉六枚。」校者案，《傅青主女科·产后编》眉批所引内容与《产科四十三症》相符。

② 安神丸：《胎产指南》卷七有此方，《产科四十三症》、《傅青主女科·产后编》均漏载此方。校者案，考本书及《傅青主女科·产后编》「产后总论」中均有「似邪恍惚，安神丸助以归脾」一语，似不当删去此方。

③ 三钱：《胎产指南》卷七作「五钱」。

④ 二十丸：《胎产指南》卷七作「四十九丸」。

三十一、骨蒸

产后血分受亏，邪热乘之因成骨蒸①。宜服保真汤，先服清骨散②。

柴胡梅连丸：即清骨散作汤速效。

柴胡 前胡 黄连③ 乌梅各二钱④

眉批：一本作各□两。

共为末听用，再将猪脊髓一条，猪苦胆一个、韭菜白⑤十根各一寸，同捣成泥，入童便一酒盏，捣如稀糊，入药末再捣为丸，如绿豆大。每服三、四十丸，滚白水送下。如上膈热多，食后服药。此方男女骨蒸皆可用之，不专治产妇。

---

① 产后血分……成骨蒸：《产科四十三症》同。《傅青主女科·产后编》无。

② 宜服保真汤先服清骨散：《傅青主女科·产后编》同。《产科四十三症》作「宜先服清骨散，继服保真汤」。

③ 黄连：《产科四十三症》、《傅青主女科·产后编》同。《胎产指南》卷七作「胡黄连」，是。

④ 二钱：《胎产指南》卷七同。《产科四十三症》、《傅青主女科·产后编》作「二两」。

⑤ 韭菜白：《产科四十三症》、《傅青主女科·产后编》同。《胎产指南》卷七作「葱白」。

保真汤①：黄芪六分 人参二钱 白术二钱 炙草四分 川芎六分 当归二钱 天冬二钱 麦冬二钱 白芍二钱 枸杞二钱 黄连六分，炒 黄柏六分，炒 知母二钱 生地二钱 五味子十粒 地骨皮六分 枣三枚，去核，水煎服。

加味大造丸：治骨蒸劳热，若服清骨散/梅连丸不效，服此方。

人参一两 当归一两 麦冬八分 石斛八分，酒蒸 柴胡六分 生地二两 胡连五钱 山药一两 枸杞一两 黄柏七分，酒炒

先将麦冬、地黄捣烂，后入诸药，同捣为丸，再加蒸紫河车，另捣焙干为末，炼蜜为丸。

三十二、心痛②

即胃脘③痛，胃脘在心之下，因劳倦伤风寒，及食冷物而作痛，俗呼为心痛。心可痛乎

---

① 保真汤：《胎产指南》卷七方中有茯苓、怀熟地2味，无枸杞、黄连、地骨皮3味。《胎产指南》卷八同名方中有茯苓、怀熟地2味，无黄连1味。本方《产科四十三症》无麦冬、黄连2味。《傅青主女科·产后编》与本书略同，其书眉批曰：「一本无麦冬、黄连。」校者案，《傅青主女科·产后编》眉批所引内容与《产科四十三症》相符。

② 心痛：《产科四十三症》作「心疼」。

③ 脘：原误作「腕」，今正之。下同。

哉？血不足则怔忡惊悸不宁耳。若真心痛，手足青黑色，旦夕死矣。治当散胃中之寒气，消胃中之冷物，必用生化汤，佐散寒消食之药，无有不安。若棉棉而痛，可按而止之。问无血块，则当论虚而加补也。产后心痛、腹痛二症相似，因寒食与气上攻于心则心痛，下攻于腹则腹痛，均用生化汤加肉桂、吴萸等温散之药也。

加味生化汤①：

川芎一钱　当归三钱　黑姜五分　炙草五分　肉桂八分　吴萸八分　砂仁八分　水煎服。

伤寒食即加肉桂、吴萸；伤面食加神曲、麦芽；伤肉食加山查、砂仁；大便不通加肉苁蓉。

三十三、腹痛

先问有块无块，块痛只服生化汤，调失笑散加元胡一钱；无块则是遇风冷乘虚作痛，宜服**加减生化汤**②。

---

① 加味生化汤：《傅青主女科·产后编》同。《胎产指南》卷七无「砂仁」。《产科四十三症》无「炙草」。

② 加减生化汤：《胎产指南》卷七「加味生化汤」有桃仁，无防风、茱萸、白蔻等药。换言之，《胎产指南》原方不过是生化汤加桂枝一味，并且强调「痛止即减，不止再加」，法更醇正。

川芎一钱　当归四钱　黑姜四分　炙草四分　防风七分　吴萸六分　白蔻五分　桂枝七分，痛止去之

随伤食物所加如前。

三十四、小腹痛

产后虚中，感寒饮冷，其寒下攻小腹作痛，又有血块作痛者，又产后血虚脐下痛者，并治之。

加减生化汤：

川芎一钱　当归三钱　黑姜四分　炙草四分　桃仁十粒

有块痛，本方中送前胡散①，亦治寒痛；若无块，但小腹痛，亦可按而少止者，属血虚，加熟地三钱②。前胡、肉桂各一钱为末，名前胡散③。

---

① 前胡散：《产科四十三症》、《傅青主女科・产后编》同。《胎产指南》卷七作「元胡散」。

② 若无块……熟地三钱：《傅青主女科・产后编》的表达方式与本书全同。《产科四十三症》则调整为「若无块，按之疼少止，属血虚，前胡散内加熟地三钱。」不可从。

③ 前胡散：《胎产指南》卷七无「前胡散」，却有元胡索散。其文曰：「元胡索散：肉桂（一钱）、元胡索（一钱），为末。」可资参考。

三十五、虚劳①指节冷痛头汗不止②

方用③：

人参三钱　黄芪二钱　生姜三片　淡豆豉十粒　韭白十寸　当归三钱　猪肾二个　先将猪肾煮熟，取汁煎药八分，温服。

三十六、遍身疼痛④

产后百节开张，血脉流散，气弱则经络间血多阻滞。累日不散，则筋脉牵引，骨节不

---

① 虚劳：本书目录原脱失此2字。《产科四十三症》、《傅青主女科·产后编》即以「虚劳」为篇名。

② 指节冷痛头汗不止：其中「汗」字原脱，据本书目录补。《傅青主女科·产后编》以上8字成为主治文。《产科四十三症》则将其化裁为篇名下的小字注文，曰：「产后指甲青冷，头汗不止，急服后方。」

③ 方用：《傅青主女科》无此2字。《产科四十三症》作「救痨饮」。静光、轮应、雪岩神师合著《胎产新方·女科秘旨》卷八作「猪肾参芪汤」。

④ 三十六遍身疼痛：此节见《胎产指南》卷七之「廿七、产后遍身疼痛」，其更早的文献来源大约是《妇人大全良方》卷二十之「产后遍身疼痛方论第一」。《妇人大全良方》的资料则取自郭稽中《产科经验保庆集》第十一论。另按，《胎产指南》趁痛散下紧接「产后虚劳，指节痛，颈痛，汗不出。用：当归、人参、黄耆、生姜、淡豉、薤白、猪肾（二个）。先将猪肾水煮热，取汁二盏，煎药八分碗温服」云云，恰是本书上一节的文字。需要留意的是，随着展转传抄的增多，竟将原文的「颈痛汗不出」演绎成「头汗不止」了。

利，故腰背不能转侧，手足不能动履。或身热头痛。若误作伤寒，发表汗出，则筋脉动伤①，手足厥冷，变症出焉。

趁痛散②：治遍身疼痛。

当归一钱　甘草三分　黄芪　白术　牛膝　独活　肉桂各八分　韭白③五根　姜三片，水煎服。

眉批：甘草一本作三钱。

三十七、腰痛④

由女人肾位系胞，腰为肾府，产时⑤劳伤肾气，损动胞络，或虚未复而风乘之也⑥。

---

①动伤：《胎产指南》卷七作「力竭」。《妇人大全良方》卷二十、《产科经验保庆集》第十一论作「动惕」，义长。

②趁痛散：本方《产科四十三症》甘草作「八分」，尚有「枣一枚」。《傅青主女科·产后编》有「桑寄生（一钱）」，「韭白」作「薤白」，其书眉批曰：「一本有川芎八分。」不知何所本？校者案，《产科四十三症》本方方名作「趁疼散」。

③韭白：《胎产指南》卷七作「葱白」。《妇人大全良方》卷二十、《产科经验保庆集》第十一论作「薤白」。

④腰痛：《产科四十三症》作「腰疼」。

⑤产时：《胎产指南》卷七、《产科四十三症》、《傅青主女科·产后编》均作「产后」。

⑥风乘之也：《产科四十三症》无「也」字，「风乘之」下有「因有是病，治宜调养营卫为主。」12字。

养荣壮肾汤①**：**治产后感风寒，腰痛不可转。

当归二钱 防风四分 独活 桂心 川芎 杜仲 续断 桑寄生各八分 生姜三片，水煎服。

两帖后痛未止，属肾虚加熟地三钱②。

加味大造丸：治产后日久，气血两虚，腰痛肾弱方见骨蒸条③。

青娥丸④**：**胡桃二十个 破故纸八两，酒浸炒 杜仲一斤⑤，姜汁炒，去丝

---

① 养荣壮肾汤：《妇人大全良方》卷二十、《胎产指南》卷七皆无方名。《妇人大全良方》卷二十原方中有芍药无杜仲。

② 加熟地三钱：《胎产指南》卷七作「服加味大造丸」。

③ 加味大造丸……方见骨蒸条：校者案，本书「三十一、骨蒸」末方即加味大造丸，由人参、当归、麦冬、石斛、柴胡、生地、胡连、山药、枸杞、黄柏、紫河车等11味药物组成。《胎产指南》卷七「廿八、产后腰痛」中的加味大造丸，由当归、川芎、熟地、天冬、五味子、杜仲、续断、山药、牛膝、故纸、小茴、丹皮、胡桃、人参等14味药物组成。二者是同名异方。

④ 青娥丸：《产科四十三症》此下补出「治腰疼诸药不效」7字主治文，其药物分量与本书相同。《傅青主女科·产后编》胡桃作「十二个」，其书眉批曰：「胡桃一本作二十个。」校者案，《胎产指南》卷七并无「青娥丸」，有「复元通气散」。其文曰：「又败血流入腰肾，痛如锥刺，宜服复元通气散。川芎（一钱），当归（一钱），小茴（一钱），故纸（一钱），桂心（一钱），元胡索（一钱），牛膝（一钱），丹皮（一钱），木香（五分，水磨）。甚者加乳香、没药（四、五分）。」所谓「复元通气散」录自万全《万氏妇人科·产后腰痛》卷三。

⑤ 一斤：原误作「一片」，据《傅青主女科·产后编》改。《产科四十三症》作「一觔」。「觔」同「斤」。

右[①]为细末，炼蜜为丸，淡醋汤送下六十丸[②]。

三十八、胁痛

胁痛者，乃肝经血虚气滞之故。气滞用四君子汤加青皮、柴胡，血虚用四物汤加柴胡、人参、白术。若概用香燥之药，则反伤清和之气，无所生矣。

补肝散[③]：治胁痛。

山萸　当归　五味子　山药　黄芪　川芎　熟地　木瓜　白术　独活　枣仁各等分　水煎服。

三十九、阴痛

产后起居太早，阴户感风作痛，衣被难近身体，用

---

① 右：原误作「石」，今正之。

② 六十丸：《傅青主女科·产后编》同。《产科四十三症》作「百丸」。

③ 补肝散：原书及《产科四十三症》、《傅青主女科·产后编》皆作「补肺散」，据《妇人大全良方·妇人两胁胀痛方论第十七》卷七改。校者案，此方《妇人大全良方》卷七中独活、酸枣仁各四两，熟地黄、白术各一钱，其余七味各半两，每服五钱，枣水煎服。《产科四十三症》无山药，有姜一片，枣一枚，诸药分量重新拟定。

祛风定痛汤①：

川芎一钱　当归三钱　独活　防风　肉桂　荆芥各五分　茯苓一钱　地黄二钱　枣二枚。水煎服。

附：阴痔阴蚀②。阴中疮名曰蟨疮，或痛或痒，如虫行状，脓③汁淋沥，阴中几尽者，由心肾烦郁，胃气虚弱，致气血留滞。经云：『诸疮痒痛，皆属于心。』治当补心养肾④，外以药薰洗。

十全阴饵散⑤：

川芎　当归　白芍　地榆　甘草各等分

---

① 祛风定痛汤：本方源于《胎南指南·产后二十九症医方》卷六的第二十三症，彼处名曰「祛风定痛散」。校者案，本书卷上「产后总论」曰：「产户入风而痛甚，服宜羌活养荣汤」，与此处选方尚不相合。另按，《产科四十三症》本条并未出现方名，仅言「宜活血疏风」。

② 附阴痔阴蚀：《胎产指南》卷七作「治阴蚀五痔法」，其原始位置在「三十一、产妇流注」条下。

③ 脓：原误作「浓」，今正之。

④ 肾：《产科四十三症》、《傅青主女科·产后编》同。《胎产指南》卷七作「胃」。

⑤ 十全阴饵散：《产科四十三症》、《傅青主女科·产后编》作「十全阴痔散」。《胎产指南》卷七作「《千金》疗阴蚀疮洗方」。校者案，经核查本方初见于《千金要方·妇人方中·杂治第八》，方中用蛇床子，下有小注云：「一方用芎䓖」，故该方方名当遵《胎产指南》之原称。另按，此下二「又方」亦源于《千金要方》同卷同篇同处。

用水五升，煮二升，去渣薰，日三夜一，先洗后薰。

又方：用蒲黄一升，水银二两，二味调匀搽。

又方：用虾蟆、兔粪等分为末，敷疮。

又方①：治疳虫食下部及五脏，取东南桃枝，轻打头散，以棉缠之。用石硫黄末，将缚桃枝燃之。截一短竹筒，先纳阴户中，以桃枝烧烟薰之。

四十、恶露日久不散②

分娩儿下，恶露随下，则腹不痛，而体自安。若腹欠温暖，或伤冷物，以致恶露凝块，日久不散，则虚症百出矣。或身热骨蒸，食少羸瘦，或五心烦热，月水不行，其块在两胁，动则雷鸣，嘈杂，晕眩，发热似疟，时作时止。如此数症，治者欲泄其邪，先补其虚，必用补中益气汤送三消丸③，则元气不损而恶露可消。

---

① 又方：此方见《外治秘要·妇人阴蚀及疳方八首》卷三十四的第六方，原方系出自唐·崔知悌《崔氏纂要方》第三卷中。

② 恶露日久不散：本书目录作「日久恶露不清」。《产科四十三症》、《傅青主女科·产后编》作「恶露」。

③ 三消丸：原作「二消丸」，据《产科四十三症》、《傅青主女科·产后编》改。与下文相合。

加味[①]补中益气汤：

人参一钱 白术二钱 当归三钱 黄芪一钱 白芍一钱 广皮四分 甘草四分 姜、枣煎服。

三消丸[②]：治妇人死血、食积、痰饮三症。

黄连一两。一半用吴萸煎汁，酒炒去渣。一半用益智仁同炒，去益智仁不用 莱菔[③]子一两半，炒 川芎五钱，醋炒 桃仁五钱，醋炒 山栀五钱，醋炒 青皮五钱，醋炒 三棱五钱，醋炒 莪术五钱，醋炒 香附一两，童便浸炒 山查一两

右为末，蒸饼为丸，食远服，用补中益气汤送下五、六十丸。或用白术三钱，陈皮五分，水一樽，煎五分，送下亦可。

四十一、乳疯[④]

乳头属足厥阴肝经，乳房属足阳明胃经。若乳房壅肿结核色红，数日外肿痛溃稠脓，脓

---

① 加味：《产科四十三症》无此2字。
② 三消丸：见原题山阴陈敬之先生著《新增胎产秘书·产后总论·产后总三方》卷下。
③ 菔：原误作「服」，今正之。
④ 乳疯：本书目录作「乳风」。

尽而愈。此属胆胃热毒，气血壅滞，名曰乳痈，易治。若初起内结小核，不红不肿不痛，积之岁月，渐大如巉巗山，破如熟榴，难治。

治法：肿痛寒热，宜发表散邪；痛甚，宜疏肝清胃；脓成不溃，用托里；肌肉不生，脓水清稀，宜补脾胃；脓①出及溃，恶寒发热，宜补气血；饮食不进，或作呕吐，宜补胃气。乳岩初起，用益气养荣汤加②归脾汤，间可内消。若用行气破血之剂，速亡甚矣。

瓜蒌散：治一切痈疽，并治乳痈。

瓜蒌一个，连皮捣烂　生甘草五分　当归三钱　金银花三钱　乳香五分　没药五分　白芷一钱　青皮五分

水煎服。

痈者六腑不和之气所致，阳滞于阴则生痈。

回脉散③：乳痈未溃时服此，毒从大便出，虚人不可用。

---

① 脓：原误作「浓」，今正之。

② 加：《产科四十三症》作「或」。

③ 回脉散：原题丹溪先生所撰的《胎产秘书》卷下，本条作「乳痈已成脓，服神仙回脓散。〇脓从大便出。大黄（三钱四分），白芷（七钱二分），乳香、没药、沉香（各一分），穿山甲（蛤粉炒，五钱）。右为末，乳香另研，每服三钱。用人参二钱，煎汤调服。」神仙回脓散的方名又见本书「二十八、流注」条，可互参。

大黄三钱半　白芷八分　乳香另研　木香另研　没药　穿山甲各五分，蛤粉①拌炒　共为细末，人参二钱煎汤，调药末服。

十全大补汤②：

人参　白术　黄芪　熟地各三钱　茯苓八分　甘草五分　川芎八分　金银花三钱　泻加黄连、肉菓；渴加麦冬、五味子；寒热往来用马蹄香捣散。凡乳痈服薏苡仁粥甚好。

又方：用乌药软白香辣者五钱，水一碗，牛皮胶一片，同煎七分温服。如孕妇腹内痈，此二方可通用。

又有乳吹，乃小儿饮乳，口气所吹，乳汁不通，壅结作痈，不急治则成痈。宜速服瓜蒌散，更以手揉散。

---

① 粉：原误作「蚡」，今正之。

② 十全大补汤：《傅青主女科·产后编》同。《产科四十三症》「全」作「金」，不从。

四十二、风甚

用山羊血①，取包心者，于新瓦上焙干研末，老酒冲下五、六分为度。重者止用八分，其效如神。

又方：用抱不出壳鸡子，瓦上焙干，酒调服。

如虚寒危症，用蓝胡子根②割③皮，新瓦焙干，温服一钱为度，虽危可保全安。

---

① 山羊血：其来源为牛科动物青羊 *Naemorhedus goral* Hardwicke，北山羊 *Capra ibex* Linnaeus 及盘羊 *Ovis ammon* Linnaeus 的血。此药首见于明·倪朱谟《本草汇言》（1624）一书，其书曰：「山羊血，味甘，气温性热，无毒。通行藏府一十五经络，三百六十五关节诸处。山羊血，行血活血，省暖周身血脉之灵药也。倪朱谟曰：此兽中最猛健而力善攫者。其血大能活血散血。」此次校勘使用的《本草汇言》系 2005 年 2 月中医古籍出版社出版的郑金生、甄雪燕、杨梅香校点本。清·赵学敏《本草纲目拾遗》卷九论述山羊血一味，引证颇详，文繁不录。总之，山羊血是清代流行的活血化瘀名药，非一般食疗用的猪血、羊血可比也。

② 蓝胡子根：《产科四十三症》、《傅青主女科·产后编》作「蓝须子根」。校者案，本书眉批提示：蓝胡子根「一本作盐糊根」，那么「盐糊根」或是从「延胡根」或「元胡根」的方音变来。「蓝胡子」的「蓝」，可能是从「盐糊（延胡）」的「盐」字变形而来，民间再进而变「胡」为「胡子」、「须子」。延胡索 Corydalis yanhusuo W. T. Wang [C. turtschaninovii Bess. f. yanhusuo Y. H. Chou et C. C. Hsu] 是罂粟科植物，味辛性温，适合于产后血滞气痛，对产后虚寒危症，确实是一味好药。缪希雍《本草经疏》说：「延胡索，温则能和畅，和畅则气行；辛则能润而走散，走散则血活。血活气行，故能主破血及产后诸病因血所为者。」

③ 割：《产科四十三症》、《傅青主女科·产后编》作「刮」。

眉批：一本作「盐糊根」。

四十三、不语

此症由产后恶血停蓄于心，故心气闭塞，舌强不语也，须用**七珍汤**①。

人参　石菖蒲　川芎　生地各二两　辰砂研　防风各五钱　细辛一钱　共为细末，用薄荷汤送下一钱。

有因痰气郁滞②，闭口不语者，用好明矾一钱，为细末，沸汤送下。

又方③：治产后不语。

人参　石莲子不④去心　石菖蒲各等分　水煎服。

---

① 七珍汤：《产科四十三症》、《傅青主女科·产后编》作「七珍散」。此方直接引自陈自明（约1190～1270）《妇人大全良方》卷十八之「产后不语方论第八」，此书约撰成于南宋·嘉熙元年（1237）。校者案，《胎产指南》卷七下「增补产后十二症」中第十症为「不语」，然彼处所用的「七珍散」无防风而有当归，与此略不相同。此方更早的源头当是郭稽中《产科经验保庆集·第八论产后不语者何》中的「七珍散」，原方用「熟地黄」而不是「生地」，可供临床参考。

② 有因痰气郁滞：校者案，此方实即《妇人良方》卷十八中所录之「胡氏孤凤散」。

③ 又方：此方系《妇人良方补遗大全》卷十八中熊宗立（1409～1482）所附之方，熊氏《补遗》约成书于明·正统十年（1445）。

④ 不：《产科四十三症》无。

《妇人良方》云①：产后瘖，心肾虚，不能发声，七珍散。脾气郁结，归脾汤。脾虚食少，四君子汤。气血俱虚，八珍汤。不效，独参汤。更不效，急加附子，补其气以生血，若单用佛手散等破血药，误甚矣。当参看《妇人良方》为要。

---

①《妇人良方》云：校者案，以下这段话化裁自薛己（1487～1559）《校注妇人良方·产后不语方论第八》卷十八中的「薛按」，薛氏《校注》约成书于明·嘉靖二十六年（1547）。

附录杂方三集

附录保产仙方：

此方系潭州庄先生讳一德所传，因屡用见效，故录方行世。分两炮制一一照方，切不可妄意增减。将产一月前预服一剂，分娩时保无他患。

当归身一钱五分，酒洗　大芎䓖[①]一钱五分　菟[②]丝子酒泡透，或煮□一钱　白芍药酒炒一钱二分，冬月止用一钱　荆芥穗八分　川贝母去心研，一钱　紫厚朴姜汁炒，七分　祁艾叶米醋炒，七分　陈枳壳麸炒，六分　川羌活五分　生黄芪八分　生甘草五分

右水二樽、姜三片，煎八分。预服者，空心服。临产者，随时服。如人虚加人参五分。生产不遂者，一剂立下。将产前不安者，预服一剂，临产减痛无虞，或前两月伤动胎气者，

---

① 大芎䓖：「芎䓖」（音 xiōngqióng）本书仅此一见，它处多作「芎」或「川芎」。

② 菟：原误作「免」，据药名改。

一服即愈。难产、催①生，或交骨不开、胎死、胎衣不下，一切难产，命在呼吸者，无不立下神效。

附集　此方专治久病不寐，用此服之神效。

制半夏四两　千里水十碗，放盆内。着人轮流扬一万遍，用水五碗，加泡净脱壳高粱②米七合半，煮之。候熟时，用粗罗过汤服之，不过一茶杯即睡。

又方：治小儿口疮牙疳，不能服药者。

莫茱萸六钱为末，以陈醋和末为面，用油纸包于小儿左足心，一宿即愈。

又录傅先生定胎方③：

归身　陈皮　川芎　白芍　熟地　香附　吴萸④炮去黑水，去蒂梗，酒炒二分⑤　茯苓八分　丹皮七分

---

① 催：原误作「摧」，今正之。

② 粱：原误作「梁」，今正之。

③ 又录傅先生定胎方：《大小诸证方论·杂症176》作「又补录定胎方」。此次校勘使用的《大小诸证方论》系2009年3月学苑出版社出版的赵怀舟、葛红、贾颖校订本。其书「傅青主先生秘传小儿科方论」凡27病、「傅青主先生秘传杂症方论」凡204病，校勘过程中分别简称「儿科几几」、「杂症几几」。

④ 吴萸：《大小诸证方论·杂症176》作「吴茱萸」。

⑤ 二分：《大小诸证方论·杂症176》作「以上各二分」。

经行过期色淡者，加官桂、炮姜、艾叶醋炒，五分。姜一片，水一碗，煎八分，空心服。渣再煎，临卧服。经行时服起，连用四剂。

接骨神方：

十岁至二十岁：

射香三分　血竭　陈皮　甘草各一两　乳香　没药各三钱，去油

二十岁至四十岁：

射香四分　血竭　陈皮　甘草各一两　乳香　没药各一两，俱去油

四十岁至百岁：

射香三分　血竭一两　陈皮　甘草各三钱　乳香　没药各三钱，俱去油

以上六味为细末，拌匀分为两半听用。白公鸡一只，无杂毛者，活将毛拔尽，去头足。急用斧头操烂时，即将药末一半撒于肉中，候操烂即将肉摊在新梭布上，将所剩一半药，尽撒在鸡肉上，裹患处，外以宽布缠住，不可太紧太松。上药时须切记时分，以十二时为准，不可太过、不可不及。过十二时不去药，结骨不开亦为废人。

又方：青皮四两　治法同前。

补集①

产后大便不通，用生化汤内减黑姜加麻仁；胀满加陈皮；血块痛加肉桂、元胡索。如燥结十日以上，肛门必有燥粪，用蜜枣导之。

炼蜜枣法：

好蜜二、三两，火炼蜜滚至茶褐色，先用湿桌倾蜜在桌上，用手作如枣样，插入肛门，待欲②大便，去蜜枣方便。

又方：用蔴油口含竹管入肛门内，吹油四、五口，腹内粪和即通。或猪胆亦可。

保产无忧散：

当归钱半③　川芎□钱三分　枳壳六分，麸炒　祁艾五分，醋炒　红花五分　紫厚朴七分，姜炒　川羌活五分　川贝母一钱　荆芥穗八分　炙黄芪七分　菟④丝子二钱，酒洗　炙甘草五分　白芍一钱二分，炒

右药十三味，只用十二味，各照分两称准，不可任意加减，徒服不灵。若安胎去红花不

---

① 补集：《傅青主女科·产后编》之后也有「补集」一目。分别收载生化汤加减、炼蜜枣法、又方、治产后鸡爪风、保产无忧散、浮肿通用方（方名系笔者新拟）、保产神效方等7首处方。

② 欲：原误作「次」，据《傅青主女科·产后编·补集》改。

③ 钱半：《大小诸证方论·杂症177》作「钱五分」。

④ 菟：原误作「兔」，据药名改。

用，若催生去祁艾不用。一剂用井水一樽半，煎一樽，姜三片为引，热服。渣用水一樽，煎半樽，热服。倘不好，再用水一樽，煎半樽，服之即好，不用二剂。

滑胎煎：胎气①，临月宜常服数剂，以便易生。

当归三五钱　川芎五七钱　杜仲二钱　熟地三钱　枳壳七分　山药二钱　水二樽②，煎八九分③，食远温服。

如气体虚弱者，加人参、白术随宜用之。便实多滞者，加牛膝三分。

治产后鸡爪风：

桑柴灰三钱，烧存性　鱼胶三钱，炒　手指甲十个，炒

共为末做一付，黄酒送下，即④汗即愈。

催生方：

硇砂硼砂共硃砂，青盐胆矾一时加。

---

① 胎气：《邯郸遗稿·妊娠》卷三曰：「妊娠腹痛者，名痛胎，俗名胎气，至产则愈。」
② 二樽：《大小诸证方论·杂症 178》作小字。
③ 八九分：《大小诸证方论·杂症 178》作小字。
④ 即：《傅青主女科·产后编·补集》作「取」，义长。

大黄班猫①红娘等，八味原来果不差。
每服三分好酒下，吃在肚中任由他。
顶梁门上击一把，水路门中去等他。
若问此药名和姓，钟吕二仙去摘瓜。

百效膏：专治贻筋骨疼痛、痞疾、风湿等症如神。

虎骨　川乌　草乌　防风各一两　当归五钱　羌活　独活各八钱　官粉二两　真香油五两

右将前药咀片，除官粉，将余药俱入油内浸一、三日，浸透放炭火上，将药熬焦去渣，再熬。徐徐入官粉，不住手搅挽，以滴水成珠为度离火，候烟②尽，加乳香、没药各三钱。

人马平安散：

明雄黄一钱　硃砂一钱　冰片一分三厘　射香③一分五厘

共为细末，磁瓶收贮。治男女大小，心口臌闷，水泻痢疾，心腹疼痛等症。用骨簪男先点左眼，女先点右眼，点之即愈。兼治牛马猪羊等畜。

---

① 班猫：今作「斑蝥」。
② 烟：原误作「咽」，今正之。
③ 射香：《大小诸证方论·杂症 192》作「麝香」，是。

治心口痛方：用大枣一枚[①]去皮，去[②]核，古月[③]七个，捣烂和匀[④]，汤送下即愈。

又方：一个乌梅两个枣，七个杏仁一处捣。男酒女醋送下去，不害心疼直到老。

大资生丸方：老人用。

人参五钱　茯苓二两　云术三两　山药一两，炒　薏米一两半[⑤]　建[⑥]莲二钱，去心　芡实两半[⑦]　麦芽一两，炒　神曲八钱，炒　白芥子八钱，炒　陈皮一两　白蔻八钱　扁豆一两五钱　炮姜八钱　当归一两，酒炒　枣仁两半[⑧]，炒　远志七钱　炙草八分，酒洗

共为细末，炼蜜为丸，如弹子大，每服三丸。或以逍遥散，或以归脾汤送下亦可。

---

① 一枚：《大小诸证方论·杂症 191》作「一个」。
② 去：《大小诸证方论·杂症 191》无。
③ 古月：《大小诸证方论·杂症 191》作「胡椒」，是。
④ 匀：原误作「习」，据《大小诸证方论·杂症 191》改。
⑤ 一两半：《大小诸证方论·杂症 179》作「一两五钱」。
⑥ 建：原误作「健」，今正之。
⑦ 两半：《大小诸证方论·杂症 179》作「一两五钱」。
⑧ 两半：《大小诸证方论·杂症 179》作「一两五钱」。

卫生馆大健脾丸原方①：

白术②二两 山药二两③ 陈皮一两④ 扁豆二两⑤ 薏米二两⑥ 芡实一两⑦ 桔梗一两⑧ 藿香五钱 黄连二钱，姜炒⑨ 白蔻三钱⑩ 泽泻八钱⑪ 建⑫莲一两⑬ 山查一两⑭ 麦芽一两⑮ 神曲一两⑯

---

① 卫生馆大健脾丸原方：《大小诸证方论・杂症 156》作「大健脾丸方」。
② 白术：《大小诸证方论・杂症 156》作「焦白术」。此外，《大小诸证方论》在「焦白术」一药之下补出「人参（一两，乳炙）」。
③ 二两：《大小诸证方论・杂症 156》作「一两，炒」。
④ 一两：《大小诸证方论・杂症 156》作「二两」。
⑤ 二两：《大小诸证方论・杂症 156》作「一两，炒」。
⑥ 薏米二两：《大小诸证方论・杂症 156》作「薏苡仁（三两，炒）」。
⑦ 一两：《大小诸证方论・杂症 156》作「二两半，炒」。
⑧ 一两：《大小诸证方论・杂症 156》作「五钱」。
⑨ 二钱姜炒：《大小诸证方论・杂症 156》作「三钱半，酒炒」。
⑩ 三钱：《大小诸证方论・杂症 156》作「三钱半」。
⑪ 八钱：《大小诸证方论・杂症 156》作「三钱半」。
⑫ 建：原误作「健」，今正之。
⑬ 建莲一两：《大小诸证方论・杂症 156》作「莲子（一两半，去心）」。此外，《大小诸证方论》在「莲子」一药之下补出「云苓（一两半）」。
⑭ 一两：《大小诸证方论・杂症 156》作「二两」。
⑮ 一两：《大小诸证方论・杂症 156》作「一两半，炒」。
⑯ 一两：《大小诸证方论・杂症 156》作「二两，炒」。

炙草一两[1] 炼蜜为丸，二钱重，滚水送下[2]。

豆豉方：

砂仁 豆蔻 官桂 荜拨 良姜 紫苏 薄荷 茴香

每斤瓜子四两、盐茴香一两，亦用蒜与瓜子，同以上各味俱等分为末，内用珍珠曲少许。

健脾丸：

白术二两五钱，土炒 莲子二两五钱，去心 山药二两五钱，炒 山查二两五钱 芡实一两 茯苓一两

以上六味，俱饭上蒸晒两次，加神曲五钱、白芍五钱、白色大米虫五钱、陈皮二钱、泽泻二钱。如瘦极成疳加芦荟[3]三钱、杜仲二钱；如泄泻加肉菓[4]三钱，煨；如内热口干，大便结加黄连二钱，姜炒；潮热加柴胡三钱；骨蒸加地骨皮五钱；有虫加使君子三钱；肚腹胀大，大便闭塞，肠鸣作声加槟榔五分、木香一钱。炼蜜为丸如弹子大，空心米饮送下二、三钱，宜常服。

---

① 一两：《大小诸证方论·杂症156》作「五钱」。

② 炼蜜……滚水送下：《大小诸证方论·杂症156》作「炼蜜为丸，米汤饮下」。

③ 荟：原误作「会」，今正之。

④ 肉菓：《大小诸证方论·杂症180》作「肉果」。校者案，「肉菓」是本书的习惯写法，全书罕有例外。

尿白方①：为风寒湿气伤者，用此方。

小茴香二两，微炒②用上好真酒一大箭，猪尿泡③一个。将茴香④、真酒装入泡内，将口控好。沙锅内用水上火煮，以酒尽为度。取出晒干研末，每服三钱，红糖水冲服。

又方：因人事过多伤者，用此方。

川军三钱，研末⑤，用鸡子一个包入泥内，上火烧之。以熟为度，去皮黄，将川军末与鸡白共为一处，和丸梧子大。每服二钱，真酒送下，连造三次，服完可全愈⑥。

又方：川军三钱 牡蛎三钱 芡实三钱

共为细末，用鸡清和丸梧子大，每服三钱，开水送下，分三日用。服完即愈。

又方⑦：用八味丸原方加白菓仁七个，三、五服即愈。

---

① 尿白方：《大小诸证方论·杂症186》误作「尿方」。
② 微炒：《大小诸证方论·杂症186》无。
③ 猪尿泡：《大小诸证方论·杂症186》作「猪脬泡」。
④ 茴香：《大小诸证方论·杂症186》下有「微炒」2字。
⑤ 研末：《大小诸证方论·杂症186》无。
⑥ 全愈：《大小诸证方论·杂症186》下补一「矣」字。
⑦ 方：《大小诸证方论·杂症186》无。

木耳丸：治腰腿痛。

莴苣子白色，四两　枸杞子四两　白木耳半斤　蜜为丸①。

治腹痛寒积食积方：

生姜一两　柿蒂②七个　砂仁五粒　山查五钱　干萝卜一撮　红糖一两　枣二枚，煎服。

治乳疼方：

生半夏一个，研末　葱白一寸　捣为泥，用绢包之。左乳疼塞入右鼻孔，右乳疼塞③入左鼻孔。

伤风腿疼方：

蒜辫　荆芥　防风　红花　地骨皮　川乌　草乌　乳香　没药各三钱　透骨草④

煎汤洗毕，火干覆被，见汗即愈。如未效，再洗一、二次⑤。

猪悬蹄丸：治妇人下瘤。

① 蜜为丸：《大小诸证方论·杂症187》作「炼蜜为丸」。
② 蒂：原作「棉」，今正之。
③ 塞：原误作「寒」，据《大小诸证方论·杂症188》改。
④ 透骨草：本书原无分量。《大小诸证方论·杂症189》用「钱半」之量。
⑤ 一二次：《大小诸证方论·杂症189》作「二三次」。

蛇床子一两，微炒　猪悬蹄一个，炒　皂矾五钱　枯矾五钱　南乌桲一两　烧砂①三钱，炒　桦皮二钱　食盐一钱，炒

枣泥为丸，核桃大。雄黄为衣，甘草米泔水洗净入药。三日内，服龙胆泻肝汤，忌食胡椒、荞面、鱼、北瓜、房事百日。

治疥方：大枫子三钱　核桃仁三钱　人言一钱　水银一钱

研末为六丸，晚间于心窝上，用一丸，以手旋转之，一夜一丸。病轻者用三、四丸，即愈。重者，或再配一料②。

治寸白虫方：

百部根五钱　梹③榔五钱　水煎一剂，虫一齐下。

解暑方：

红糖　白糖　武彝茶④　核桃　水煎服。

---

① 烧砂：《大小诸证方论·杂症175》此药在「南乌桲」之前。
② 一料：《大小诸证方论·杂症163》下有一「可」字。
③ 梹：《大小诸证方论·儿科13》作「槟」。
④ 武彝茶：彝音yí。《本草纲目拾遗·木部》卷六：「武彝茶，出福建崇安，其茶色黑而味酸，最消食下气，醒脾解酒。」

治夏日中暑气，红白痢疾方：

山查五钱，炒黑　红糖五钱　白糖五钱　萝卜一个　藿香钱半①

若白痢用红糖一两，若红痢用白糖一两煎服②。

滋阴补水方：

鱼鳔一两，剪碎，蛤粉③炒　沙苑蒺藜酒洗，炒　全当归各四两，酒洗　牛膝三两，酒洗　枸杞子三两，拣净　蜜为丸，黄酒送下。

治腿上湿疮方：

榆条　椿条　柳条　桑条　槐条各一两　荆芥　当归　葱胡　蒜辫　川椒各一撮

水十碗，煎五碗洗，洗后敷以银杏散。

银珠一两　杏仁五钱　京粉五钱　研细末。

---

① 钱半：《大小诸证方论·杂症193》作「钱五分」。

② 煎服：《大小诸证方论·杂症193》作「水煎服」。

③ 粉：原误作「蚡」，今正之。

治杨梅疮方：

生军五钱　熟军五钱　川山甲三钱　桃仁三钱　归尾三钱　银花三钱　甘草三钱　每丸一钱，日可服三、四丸。

洗杨梅方：

大豆　甘草　槐条　一枝蒿①　米泔水煎洗。

膏药方：妇人血余半斤减洗净油为妙　当归四两　川芎五两　甘草三两　牛膝四两　琥珀一两五钱　当门子一两　黄丹半斤　真香油二斤　槐条搅。不可用幼女、寡妇之血余。红纸摊如核桃大。疮有管者用白建丹一粒，后用去腐生肌散，如无管但肿，不用别药。

洗胎毒方②**：**

荆芥五钱　蒲公英五钱　甘草五钱　槐条三八③　葱须一撮　艾一撮　花椒三钱　水一沙锅，煎洗。

---

① 一枝蒿：《本草纲目拾遗·草部下》卷五：「一枝蒿，活血解毒，去一切积滞，沉痼阴寒等疾，驱风理怯。」

② 洗胎毒方：《大小诸证方论·儿科 20》作「小儿洗胎毒方」。

③ 三八：《大小诸证方论·儿科 20》作「二十四寸」。

应验救急良方①：

道光元年②岁在辛巳，山东、河南等处地方，瘟疫流行，沿门传染。初起脉散牙紧发昏，手足麻痹，闭目不语，喉肿心疼。医多不知其治，误认喉风，死者无数。兹竟蔓延江、浙、苏郡、南京、芜湖等处。中者辄死，顷刻无救，纷纷莫解。讫蒙两江制宪 孙大人③查得乾隆元年贵州省曾传此恙，伤人甚众。后遇雅者受曰：此症名硃砂症，又曰心经疔。因此其方如法制用，则可保无恙矣。后应如响，果救无算。今兹瘟气流行两江，其症如一。大宪怜悯民心天地好生之德，幸得此方，所谓药至病除，万无一失矣。故今刊录神方，公诸海内。此症甚急，药宜早备，病至求药，则无及矣。愿有力君子，制药以备施治。此亦恻隐好仁之一端耳。

牙皂三钱五分　硃砂二钱五分　明雄二钱五分　北细辛三钱五分　广皮二钱　藿香二钱　桔梗二钱

---

① 应验救急良方：本书『凡例』中曾说『惟救急良方是愚增入』，当指此而言。

② 道光元年：公元1821年。

③ 两江制宪孙大人：指两江总督孙玉庭（1741～1824）。孙玉庭，字寄圃，山东济宁人。乾隆四十年进士，五十一年出为山西河东道，父忧去，服阕，补广西盐法道。嘉庆二十一年十一月壬子（1816年12月25日）至道光四年闰七月丁未（1824年9月9日）之间任两江总督。

苏薄①荷二钱　枯矾②一钱五分　白芷二钱　防风二钱　法半夏二钱　广香二钱　管仲二钱　甘草一钱

照分两称足，共为细末，磁瓶收贮，勿令走气。遇有前症，用药三分，吹入鼻内。称足一钱，姜汤冲服。服药后，用红纸焓，照心窝、背心二处，见有红点发现，即用针刺破，内有红筋挑出，方保无事。若稍大意，命在须臾，此非伪言，切勿轻视。此药不但专治此病，凡一切感冒、风寒、痧症，亦可治之。

今将各位所捐银数开列于左：

明远堂捐银贰两　宁远堂捐银壹两

丰益堂捐银贰两　树槐堂捐银贰两

敦和堂捐银陆两　承德堂捐银叁两

攸宁堂捐银贰两　锡福堂捐银壹两

居易堂捐银伍两　德荣堂捐银贰两伍钱

---

① 薄：原作「簿」，今正之。

② 矾：原作「凡」，今正之。

聿修堂捐银贰两伍钱　乐道堂捐银拾两

印送姓氏列后①：

山西汾州府介休县尊德堂印送一百部。

① 印送姓氏列后：校者案，此后2行字初版初印无，山西介休县尊德堂订购时补刻这2行字。

《临产须知全集》是傅山医著研究中不应忽视的一部著作

赵怀舟（山西省中医药研究院 太原 030012）

书皮签题作《临产须知全集》，正文首页首行作『傅青主先生秘传《产门方论》』一书，《中国中医古籍总目》失载。因为它与现存于世的题名『阳曲傅青主征君手著』的《傅青主女科·产后编》、《大小诸证方论》，乃至《傅青主先生产科全集》（即《产科四十三症》）等书有着一定的渊源联系，并且此书刊成于道光五年乙酉（1825），在时间上比目前最早的《傅青主女科》张凤翔序刊本（道光七年丁亥）要早两年。所以此书是题名傅山医著研究中不应忽视的一部著作。

一、傅青主先生秘传《临产须知全集》梗概

本文所选的工作底本，系葛敬生氏2012年2月4日购置的足本《临产须知全集》。该书书皮签题『《临产须知全集》（修德□□）』，整书大小为20.8cm×13.1cm；半叶框大小为15.5cm

×11.8cm。该书函套较之原书略显长大宽松，虽然也是道光年间的旧物，但是已非其书原始函套了。据葛敬生先生回忆，其旧藏《临产须知全集》的末页捐资名单中并无末2行『印送姓氏列后』、『山西汾州府介休县尊德堂印送一百部』22字。这两行新刻字样说明此书先在湖南刻版，这一版一百部则由介休县尊德堂依其原版印送（订购）。

（一）《临产须知全集》刊刻经过简介

先从此书的书名谈起。此书的早期名称应当是《产门方论》，除了书中正文首页首行题作『傅青主先生秘传《产门方论》』而外，道光五年乙酉仙坞刘朴庵序中也说『罗君硕庵袖《产门方论》一册，将欲付

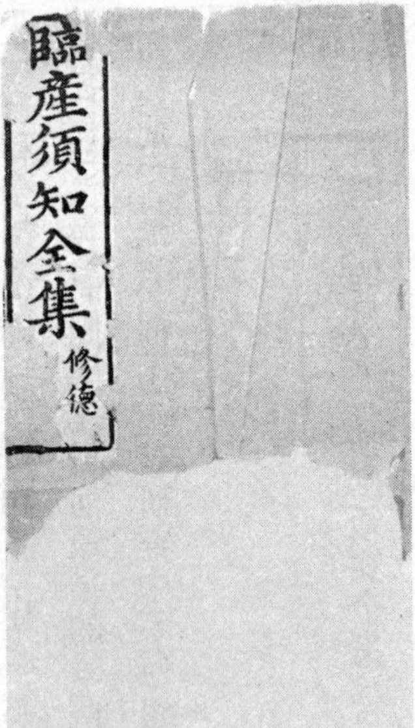

《临产须知全集》书皮签题页

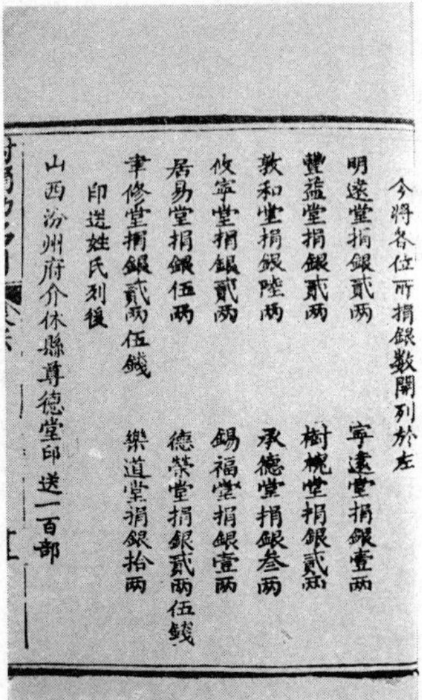
今將各位所捐銀數開列於左
明遠堂捐銀貳兩　寧遠堂捐銀壹兩
豐蘊堂捐銀貳兩　樹槐堂捐銀貳兩
敦和堂捐銀陸兩　承德堂捐銀叁兩
攸寧堂捐銀貳兩　錫福堂捐銀壹兩
居易堂捐銀伍兩　德榮堂捐銀貳兩伍錢
聿修堂捐銀貳兩伍錢　樂道堂捐銀拾兩
印送姓氏列後
山西汾州府介休縣尊德堂印送一百部

《临产须知全集》捐资印送页

梓，请叙於予』云云，因此其书手稿之名当是《产门方论》。所谓『临产须知』仅是其全书内容的第一部分，然而由于刻印者题写书皮书签时的草率失查，这部书便以《临产须知全集》为其书名了。

再谈其书刻印的时间、地点。就目前所知，《临产须知全集》一书刊成的时间是道光五年乙酉，刊成的地点是湖南常德府龙阳县（今称汉寿县）。十分有趣的是此书刻成之后，全书将近80个版片的收藏之处还有过一次转移。

太原葛敬生先生旧藏本（原书已佚，封面书名页幸存）《临产须知全集》的正文开始分卷标题一页，包含了一般封面（书名页）应有的全部内容，其边框内刻三行

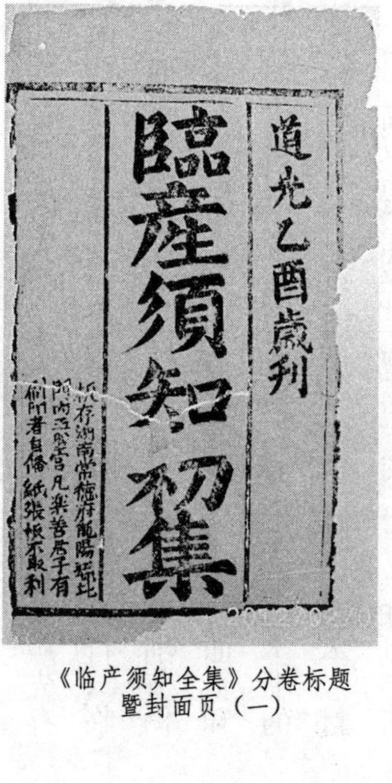

《临产须知全集》分卷标题暨封面页（一）

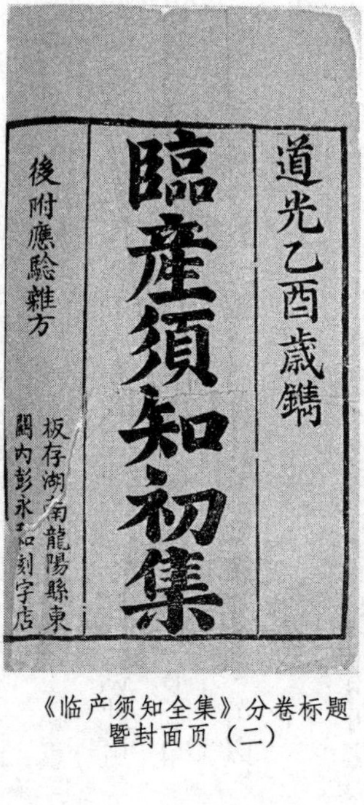

《临产须知全集》分卷标题暨封面页（二）

文字：中间一行刻『临产须知初集』，右行刻『道光乙酉岁刊』，左行刻『板存湖南常德府龙阳县北门内五圣宫，凡乐善君子有刷印者，自备纸张，板不取利』的字样；太原葛敬生先生新置此书同一正文开始分卷标题左行则改为『板存湖南龙阳县东关内彭永和刻字店』字样。据此可知，此书书版先存于龙阳县北门内五圣宫，后转移至东关内彭永和刻字店。再次使用此书版印刷时，只撤换重刻这一分卷标题暨封面页而已。虽然是同一套书版，但是为了方便讨论，可以将这两个本子分别称作『五圣宫本』和『彭永和刻字店本』。

也有严谨的学者指出，不能仅凭封面页的记载就判断这一套书版曾经移动过位置。然而此书罕有文献记载其相关刻印、流传的具体细节，除了本书内证之外的其他具体传承细节，只能等待相关史料的进一步发掘了。就目前仅存的一些信息再细审之，笔者仍然坚持认为其版先存北门内五圣宫、后移东关内彭永和刻字店。虽然两种封面页的刻字风格，尤其是中间一行『临产须知初集』6个大字如出一辙，如果仅仅端详封面页好像难以分清孰先孰后。但相关细节仍然提示『五圣宫本』稍早而『彭永和刻字店本』略晚。试再举4点细节以证明之：①封面页和中卷、下卷标题页只用半块版就够了，即使如此我们也借用一下整版版框的基本术语。本书的中卷标题页（影印件46页）、下卷标题页（影印件132页）均是『四周双边』，『五圣宫本』封面页虽然左边有所残断，但仔细观察仍然秉承了『四周双边』的统一规格，但『彭永和刻字店本』却变成『四周单边』了；②右行『道光乙酉』的『道』字『彭永和刻字店本』刻法平常无误，但『五圣宫本』的『道』字刻法严格来说是『目』中少了一笔。这种以『日』代『目』的刻法习惯也出现在中-1a（影印件47页）的首行，所谓『产后诸症治法目（日）录』中了；③左行『彭永和刻字店本』封面页新增的『后附应验杂方』一语，虽然表述内容无误。但相较于原书凡例第2条中明确交待『附集杂方亦系从原本抄来』云云，上述6字略有蛇足之嫌。反而容易让人误以为第三部分皆是后附之方，其时这一部分中『惟救急良方是愚增入，余不敢任意多增以掩本来之面目』（亦原书凡例中语）；④此书『五圣宫本』中并无捐资页的最后两行文字，即所谓『印送姓氏列后：山西汾州府介休县尊德堂印送一百部』凡22字，这直接证明版存北门内五圣宫时尚未加印此一百部，间接证明这套版片加印时已经发生了藏版地转移。

上述书内存在的细节特征为考证此书的刊刻时间、地点提供了必要的信息，其他有助于文献考证最为重要的文字，莫过于道光五年（1825）刘朴庵的书序了。其全文如下：

昔范文正公少时尝曰：『吾不能为良相，必为良医。』陆宣公晚年居家，尤留心于医，闻有秘方，必手自抄录。夫二公为一代名臣，丰功伟绩，照人耳目，而于医学，皆三致意焉，则其心之切于救人可知矣。然求之后世，能如二公之存心者盖寡。

乙酉岁，予馆龙邑也园。适有罗君硕庵，袖《产门方论》一册，将欲付梓，请叙于予。曰：『此吾西宾孙先生讳毓芝之所藏秘本也。盖昔傅青主先生手著是编，未传于世，孙先生不忍久湮，因出此书，命抄录传送，以图发刻，今将体其志而成之也。』

予览其书，分门别类，无症不备，无方不全。治一病必发明受病之因，用一药必指示用药之故，曲折详尽，诚卫生之善道，救死之良方也。以视夫范、陆二公，其心之切于救人，岂有异哉？则孙先生之欲发刊以公诸世也亦宜。且医书浩繁，观览为难，岐黄之家，尚艰博涉，文墨之士，奚暇旁搜？苟非篇章省约，词义了然，则批阅不得其解，治疗安所取裁？

是书先明病症，次付药方，理明词简，即令不知医之人读之，亦了如指掌，诚医林不可不有之书。而罗君硕庵自山右携至龙邑，捐资发刊，广为传播，其乐善之志亦有足嘉云。是为序。

时道光乙酉岁孟秋月仙坞刘朴庵书于也园西轩

由上序可知，此书大约是在清朝道光初年罗硕庵得之于其家塾教师孙毓芝所藏秘本。孙毓芝祖籍山西平定州，嘉庆辛酉（1801）举人。此人秉性豪迈，存心施济，与人言论好谈因果。需要明确指出的是，孙毓芝先生不但与《临产须知全集》一书流传、刻印关系密切，而且与《傅青主男科》、《小儿科》书稿的流传、刻印有关。据同治二年十二月康衢王道平《傅青主男科

·序》记载：『癸亥秋（同治二年，1863年），有邦定罗公，持先生《男科》、《小儿科》以相示，平见而奇之。究其所从来，罗曰：「道光初年，余家刻印先生《女科》，是时平定州孙毓芝先生为余家西席，由平定州携至舍下，余抄之藏笥，已四十余年矣。」』同治二年前推40年是道光三年癸未（1823），正与刘朴庵《临产须知全集·序》中所言孙毓芝氏欲刊刻傅青主医书之时间约略相当。当然王道平序中的邦定罗公，是否与刘朴庵序中的罗硕庵是同一个人尚待进一步考证。值得留意的是，所谓邦定罗公家于道光三年之前刻印的《女科》，迄今未见，当事搜求。

《临产须知全集》一书分上、中、下三卷。标题分别为《临产须知初集》，不计叙言、题识和体例等，共计占用18个版片；《产后治法二集》，共计占用42个版片；《附录杂方三集》，共计占用12个版片。从所占比例上分析，《临产须知全集》中卷是全书的主体内容所在。

（二）上卷《临产须知初集》简介

本书上卷标题暨封面（书名页）中间一行『临产须知初集』6个墨书大字。正文行首顶格书写『傅青主先生秘传产门方论』11字。次行低2格书写『产后总论南山单养增补』10字。显然『养』字之下脱失一『贤』字。李云先生新著《中医人名大辞典·单养贤》词条内容如下：

单养贤，字南山。清初浙江绍兴府人。精医术，以妇产科著称。著有《胎产指南》八卷、《明易产科》六卷、《广嗣真诠》一卷，刊刻于世。单氏诸书，皆经验之谈，凡胎前之病，多以『安胎饮』为主；产后诸疾，多以『生化汤』为主，论理详明，读者易晓，颇具参考价值。清初名医萧埙，评单氏之书曰：『单养贤产宝新书，为胎产秘籍，世所罕读。』所谓『产宝新书』，或即单氏上述三书之总称。［见：《中国医学大成总目提要》、《历代医书丛考》、《绍兴医学史略》］

由此观之，单养贤与单南山是同一个人。不过，从古人书写习惯而言『南山单养贤』的『南山』更有可能是籍贯的指称。换言之，『南山』不一定是单养贤的表字。绍兴府嵊县（今已改名嵊州）有南山，或许单养贤正是南山人。但此人或许曾在宁波府居留时间更久，因其《胎产指南》中不止一次提到宁波风俗细事，如『产后宁波俗弊，多用姜数斤，以消血块，发热亡血致危』云云。既然《临产须知全集》的第一篇开宗明义提到单南山，并且认真核实《临产须知全集》卷中主体内容的核心部分之后，我们发现它与单南山氏《胎产指南》一书有着极为紧密的联系。因此，我们不妨认为单南山的《胎产指南》是《临产须知全集》的创作蓝本。

『产后总论』后开列『临产须知目录』，凡二十七条目，罗列如下：一、正产（上-3a）；二、伤产（上-3b）；三、调产（上-3b）；四、催产（上-4a）；五、坐产（上-4b）；六、冻产（上-4b）；七、热产（上-4b）；八、横产（上-5a）；九、倒产（上-5b）；十、偏产（上-5b）；十一、碍产（上-6a）；十二、盘肠产（上-6a）；十三、难产（上-6b）；十四、死产（上-7a）；十五、下胞（上-7b）；十六、断脐带（上-8a）；十七、临产保护（上-8b）；十八、临产调理（上-9a）；十九、逆产横生（上-10a）；二十、临产要言（上-12b）；二十一、孕家须预修合（上-13a）；二十二、新产论（上-13a）；二十三、产后用药十误（上-14a）；二十四、产后忌食物品（上-15a）；二十五、产后危急诸症（上-15b）；二十六、产后寒热（上-16b）；二十七、胎前患伤寒疟疾堕胎等症（上-17a）。此后则依目次展开正文内容，这部分内容大约列方26首。

说明：目录后的页面提示系笔者所加，下同。

（三）中卷《产后治法二集》简介

中卷标题仅有『产后治法二集』6个墨书大字，再无其他刊刻时间、版藏地点标志。『产后诸症治法目录』，凡四十三条目，罗列如下：一、血块（中-2a）；二、血晕（中-3b）；三、厥症（中-6a）；四、血崩（中-7a）；五、气短似喘（中-9a）；六、妄言妄见（中-9b）；七、伤食（中-11a）；八、忿怒（中-12b）；九、类疟（中-13b）；十、类伤寒二阳症（中-14b）；十一、类伤寒三阴症（中-16a）；十二、类中风（中-17b）；十三、类痉（中-18b）；十四、［出］汗（中-19a）；十五、盗汗（中-20b）；十六、口渴［又兼］小便不利（中-21a）；十七、遗尿（中-21b）；十八、误破尿胞（中-21b）；十九、患淋沥小便艰难（中-22a）；廿、便数（中-22b）；廿一、泄泻（中-23a）；廿二、完谷不化（中-24b）；廿三、痢疾（中-25b）；廿四、霍乱（中-

27a)；二十五、呕逆不食（中-28a)；廿六、咳嗽（中-29a)；廿七、水肿（中-30a)；廿八、流注（中-30b)；廿九、膨胀（中-32a)；三十、怔忡惊悸（中-33a)；卅一、骨蒸（中-34a)；三十二、心痛即胃脘痛（中-35a)；卅三、腹痛（中-36a)；三十四、小腹痛（中-36a)；三十五、［虚劳］指节冷痛头汗不止（中-36b)；三十六、遍身疼痛（中-37a)；三十七、腰痛（中-37a)；三十八、胁痛（中-38a)；三十九．阴痛（中-38a)；四十、日久恶露不清（中-39a)；四十一、乳风（中-40a)；四十二、风甚（中-41b)；四十三、不语（中-42a)。此后则依目次展开正文内容，这部分内容大约列方95首。

说明：目录中阙失文字用方括号补出。

(四) 下卷《附录杂方三集》简介

下卷标题仅有『附录杂方三集』6个墨书大字，再无其他刊刻时间、版藏地点标志。这部分内容较为杂乱，且无目录仅依次罗列处方41首。笔者将这41首处方方名记之如下（方名前阿拉伯数字系笔者新加）：①附录保产仙方（下-1a)；②附集：此方专治久病不寐（下-1b)；③又方治小儿口疮牙疳（下-1b)；④又录傅先生定胎方（下-2a)；⑤接骨神方（下-2a)；⑥又方青皮四两，治法同前（下-3a)；⑦补集：产后大便不通等生化汤加减（下-3a)；⑧炼蜜枣法（下-3a)；⑨又方蔴油或猪胆导法（下-3b)；⑩保产无忧散（下-3b)；⑪滑胎煎（下-4a)；⑫治产后鸡爪风（下-4b）；⑬催生方（下-4b）；⑭百效膏（下-5a）；⑮人马平安散（下-5a）；⑯治心口痛方（下-5b）；⑰又方（下-5b）；⑱大资生丸方（下-5b）；⑲卫生馆大健脾丸原方（下-6a）；⑳豆豉方（下-6b）；㉑健脾丸（下-6b）；㉒尿白方（下-7a）；㉓又方（下-7b）；㉔又方（下-7b）；㉕又方（下-7b）；㉖木耳丸（下-8a）；㉗治腹痛寒积食积方（下-8a）；㉘治乳疼方（下-8a）；㉙伤风腿疼方（下-8a）；㉚猪悬蹄丸（下-8b）；㉛治疥方（下-8b）；㉜治寸白虫方（下-9a）；㉝解暑方（下-9a）；㉞治夏日中暑气红白痢疾方（下-9a）；㉟滋阴补水方（下-9b）；㊱治腿上湿疮方（下-9b）；㊲治杨梅疮方（下-9b）；㊳洗杨梅方（下-10a）；㊴膏药方（下-10a）；㊵洗胎毒方（下-10b）；㊶应验救急良方（下-10b）。

本书『体例』中曾言：『附集杂方亦系从原本抄来，惟救急良方是愚增入，余不敢任意多增，以掩本来之面目。』所谓『原本』当指平定孙毓芝所藏秘本；所谓『愚』或『余』当指罗硕庵；所谓『救急良方』指最末一方。书中明确交待，首方『保产仙方』系潭州庄一德先生所传，而第10方『保产无忧散』与首方大同小异。故上述41方中，至少第1、10、41方并非傅山先生所拟定。

二、《大小诸证方论》与《临产须知全集》的关系

（一）《大小诸证方论》序言的部分文字源于《临产须知全集》刘序

《大小诸证方论》与《临产须知全集》的关系首先表现在序言上，本文前已引述《临产须知全集》刘朴庵之序，今将伪顾炎武《大小诸证方论·序》全文引之如下：

《大小诸证方论》序

古之时，庸医杀人。今之时，庸医不杀人，亦不活人，使其人在不死不活之间，其病日深，而卒至于死。夫药有君臣，人有强弱。有君臣，则用有多少；有强弱，则剂有半倍。多则专，专则效速；倍则厚，厚则力深。今之用药者，大抵杂泛而均停，既见之不明，而又治之不勇，病所以不能愈也。

予友傅青主先生，学问渊博，精实纯萃，而又隐于医。手著《女科》一卷、《小儿科》一卷、《男妇杂症》一卷。

缙阅其书，分门别类，无症不备，无方不全。治一病，必发明受病之因；用一药，必指示用药之故。曲折详尽，诚卫生之善道，救死之良方也。

昔陆宣公晚年居家，尤留心于医，闻有秘方，必手自抄录。范文正公尝曰：『吾不能为良相，必为良医。』夫二公为一代名臣，丰功伟业，照人耳目，而于医学皆三致意焉，

则其心之切于救人可知矣。然求之后人，能如二公之存心者益寡。

考《唐书》许允宗言：『古之上医，惟是别脉，脉既精别，然后识病。夫病之与药，有正相当者，惟须单用一味，直攻彼病，药力既纯，病即立愈。今人不能别脉，莫识病源，以情臆度，多安药味，譬之于猎，未知兔所，多发人马，空地遮围，冀有一人获之，术亦疏矣。假令一药，偶然当病，他味相制，气势不行，所以难差（瘥），谅由于此。』是集精于方药，理明词简，即令不知医之人读之，亦了如指掌，诚医林不可不有之书。而先生著书之心，亦犹陆、范二公之心，其意之切于救人者，岂有异欤？是为序。

康熙癸丑仲秋东吴顾炎武拜序

《大小诸论方证》序中加下划线的部分，与《临产须知全集》之刘朴庵序有所雷同（『古之时……』与『考《唐书》许允宗言……』两段与顾炎武《日知录·医师》内容雷同）。由于《临产须知全集》道光乙酉之后刊发于世数以百计，而《大小诸证方论》仅以唯一抄本形式保存于山西省图书馆中，我们有理由认为《大小诸证方论》序的部分内容乃是窃割自道光五年《临产须知全集》的刘朴庵之序。下面笔者还将举例证实，《大小诸证方论》的个别方剂也直接源于《临产须知全集》。

（二）《大小诸证方论》的部分处方条文源于《临产须知全集》下卷

《大小诸证方论》用学苑出版社2009年3月出版的赵怀舟、葛红、贾颖校订本。《大小诸证方论》包含『傅青主先生秘传小儿科方论』凡27病（证），『傅青主先生秘传杂症方论』凡204病（证）。本文讨论二书对应关系时，用『小儿方论第几』和『杂症方论第几』来标识《大小诸证方论》的条目；用《临产须知全集》卷下-某页a（表）、b（里）面第几方的方式标志《临产须知全集》处方所在位置。由于时间关系，这一对检工作不一定做得完整无阙，但也足以看出《大小诸证方论》或所取材于《临产须知全集·附录杂方三集》下卷（笔者初检《临产须知全集》下卷有方41首）的诸般事实。

《大小诸证方论》小儿方论第13．治寸白虫方源于《临产须知全集》卷下-9a第32方；

《大小诸证方论》小儿方论第20．小儿洗胎毒方源于《临产须知全集》卷下-10b第40方；

《大小诸证方论》杂症方论第156．大健脾丸方源于《临产须知全集》卷下-6a第19方；

《大小诸证方论》杂症方论第163．治疥方源于《临产须知全集》卷下-8b～9a第31方；

《大小诸证方论》杂症方论第175．治妇人下癗源于《临产须知全集》卷下-8b第30方；

《大小诸证方论》杂症方论第176．又补录定胎方源于《临产须知全集》卷下-2a第4方；

《大小诸证方论》杂症方论第177．保产无忧散源于《临产须知全集》卷下-3b～4a第10方；

《大小诸证方论》杂症方论第178：滑胎煎源于《临产须知全集》卷下-4a第11方；

《大小诸证方论》杂症方论第179：大资生丸方源于《临产须知全集》卷下-5b～6a第18方；

《大小诸证方论》杂症方论第180：健脾丸源于《临产须知全集》卷下-6b～7a第21方；

《大小诸证方论》杂症方论第186：尿方源于《临产须知全集》卷下-7a～7b第22、23、24、25方；

《大小诸证方论》杂症方论第187：木耳丸源于《临产须知全集》卷下-8a第26方；

《大小诸证方论》杂症方论第188：治乳疼方源于《临产须知全集》卷下-8a第28方；

《大小诸证方论》杂症方论第189：伤风腿疼方源于《临产须知全集》卷下-8a～8b第29方；

《大小诸证方论》杂症方论第190：治腿上湿疮方源于《临产须知全集》卷下-9b第36方；

《大小诸证方论》杂症方论第191：治心口痛方源于《临产须知全集》卷下-5b第16、17方；

《大小诸证方论》杂症方论第192：人马平安散源于《临产须知全集》卷下-5a～5b第15方；

《大小诸证方论》杂症方论第193：治夏日中暑气红白痢疾方源于《临产须知全集》卷下-9a第34方；

初步检查的结果是《临产须知全集》下卷41首处方中有22首为《大小诸证方论》所引

用，这就进一步说明了《大小诸证方论》取材于《临产须知全集》的情形。虽然《大小诸证方论》冠以所谓『康熙癸丑仲秋东吴顾炎武』之序，但因其序文和正文中均有窜割于道光五年《临产须知全集》的内容，因此基本可以肯定《大小诸证方论》是一部伪作，它的部分素材源于刘朴庵序刊的《临产须知全集》一书。

近日翻检同治二年（1863）癸亥《傅青主男科》之瑞祥仁刻本，其书后所附『傅青主先生手著《女科》：先生本有《女科》传世，此数条《女科》未载，故存之』凡11方。这11首处方中，除最末一方『打死胎：用细磁片为细末，或黄酒，或温水，调下三钱，即出』而外，其余10方均见录于《大小诸证方论》一书，这一现象值得进一步思考。存在两种可能：第一、王道平等人在刊刻《傅青主男科》之时，参考了《大小诸证方论》或其同源异种文献，完成了这一辑补工作；第二、《大小诸证方论》的成稿晚于《傅青主男科》一书，从而有机会汲取其书的工作成果。

三、《临产须知全集》与《傅青主女科》的关系

讨论《临产须知全集》与《傅青主女科》的关系，在相当程度上等同于讨论《临产须知全集》与《傅青主女科》所附的《产后编》及其《补集》的渊源关系。这一点，不仅从《临产须知全集》的书名与《产后编》的接近程度可以得到初步的启发。更为重要的是，具体考

察后我们可以清楚地意识到：《临产须知全集》的上卷，即《临产须知初集》的内容与《产后编》『产后总论』、『产前后方症宜忌』相雷同；《临产须知全集》的中卷，即《产后治法二集》的内容与《产后编》『产后诸症治法』相雷同；《临产须知全集》的下卷，即《附录杂方三集》中包含《产后编》『补集』中7首处方中的6首。仅有『治遍体浮肿』方（由真缩砂、莱菔子二药组成）暂时无法对应。

粗略检查的结果提示：无论在宏观的篇章结构，还是在微观的内容表述上，均是《临产须知全集》更加完整、细致一些。

（一）《临产须知全集》上卷与《产后编》的关系

《傅青主女科·产后编·产后总论》与《临产须知全集》上卷开篇的『产后总论南山单养［贤］增补』虽略有一二言之出入，但基本表述尚属吻合。

《傅青主女科·产后编·产前后方症宜忌》无《临产须知全集》上卷『临产须知方论』中：五、坐产；九、倒产；十、偏产；十、碍产；十七、临产保护；十八、临产调理；十九、逆产横生；二十、临产要言；二十一、孕家须预修合；二十四、产后忌食物品；二十五、产后危急诸症等11条目的内容，只保留其余的16条目内容。在保留下来的16条目中，第二十二『新产论』，被缩简内容后，更名为『新产治法』加以展现。

以上都是《女科》相对于《临产须知全集》在篇章结构层次上的调整，至于细节内容的增删之处，则不一而足。就其大者而言：一、正产；四、催生；八、横产；十二、盘肠产；十三、难产；十五、下胞；二十二、新产论等处，均有明显的内容删减，删减既包括论述，也包括处方。至于增加部分，较为明显者是：二十三、产后用药十误之末，较《临产须知全集》多出『产后危疾诸症，当频服生化汤，随症加减，照依方论』一语。还有两处细节变动，也可以顺便指出：①《临产须知全集》『十四、死产』中的平胃散，《女科》误置于『十五、下胞』中了；②《临产须知全集》『十五、下胞』中的眉批『一方用萆麻子二两，雄黄二钱，研成膏涂产妇足下涌泉穴。胞衣下□，即洗去，迟则有害。』《女科》已置入正文中了。

此外，《临产须知全集·临产须知方论》『第十九、逆产横生』和『第二十七、胎前患伤寒疟疾堕胎等症』之后均有『附方』设置。其中第十九条目之后的『附方』包含：大承气汤（即大料参归汤）、滋阴易产汤（即滑胎散）、催生散、又催生兔脑丸、霹雳夺命丹、加味芎归汤等6首处方。《傅青主女科·产后编·产前后方症宜忌》删去首方不载，又把第2、3首处方分别作了调换，即滋阴易产汤换为滑胎散（与《临产须知全集》卷下第11方『滑胎煎』略同）、催生散换为治产秘验良方（与《临产须知全集》卷下第10方『保产无忧散』略同）。

至于《临产须知全集》第二十七条目后的附方8首（八珍方、十全大补汤、加味芎归汤、平胃散、失笑散、益母丸、生化汤、生化汤原方，其中前2方内容全，后6方仅存目），则仅保留最末『生化汤原方』一首，其余尽皆删除。

说明：本节讨论中出现的『一』至『二十七』序号，是《临产须知全集·临产须知方论》原书中提供的条目编号。

（二）《临产须知全集》中卷与《产后编》的关系

《傅青主女科·产后编·产后诸症治法》与《临产须知全集》中卷之间不存在结构上的变异，二者都是四十三症，并且排列顺序完全一致。它们之间的差别在细节上，本文无法逐一罗列，仅将字数重大之处，略作介绍：

《产后编·产后诸症治法·血块（第一）》中『凡儿生下，或停血不下，半月外尚痛』，《临产须知全集》中卷作『凡小儿落草，即照方频服生化汤三四帖，烘暖衣服，虽暑月亦当温和，则血块易消。如感寒食冷物、饮冷茶，以致腹痛及停血作痛，至半月外不消』云云。

《产后编·产后诸症治法·血晕（第二）》中『常热火煖之』与『一二时』之间紧密衔接，《临产须知全集》中卷则作『常暖以火。冬月产患此，用前法，渐引药下腹。至一樽半气转，又一樽知人事。一两时』云云。此外，《临产须知全集》本节中『断不可谓血上抢心，用苏木等以峻攻破血，又不可用古牡丹夺命方，以败血而殒人命也』一语，《产后编》未见。

《产后编·产后诸症治法·伤食（第七）》中『如饮食不节，必伤脾胃』9字，《临产须知全集》中卷作『食粥茹蔬乃切务也，形体劳倦，脾胃受伤，又不善调摄，以多食为益，胃虽受纳，脾失转输，食停不走，嗳酸恶食。』

《产后编·产后诸症治法·类伤寒二阳症（第十）》中『生化中芎、姜亦能散之乎？』之后无文，《临产须知全集》中卷此后尚有『又《内经》云：西北之气散而寒之，东南之人收而温之。所谓病同而治异也。其意谓东南人柔弱，而西北人刚劲，故治病有异。惟产后虚劳，治不可分南北，概当用补，少佐散剂，虽有他症，以末治之，又不可不知也。』一段不短的文字。

《产后编·产后诸症治法·盗汗（第十五）》末方首药作『牡蛎』，《临产须知全集》中卷此味空阙。

《产后编·产后诸症治法·痢（第二十三）》末句为『十、产后久痢，色赤，属气虚。宜六君子汤加木香、肉果』，《临产须知全集》中卷无此条。

《产后编·产后诸症治法·霍乱（第二十四）》之方『附子散』中无附子一味，必有脱略。《临产须知全集》中卷方中有人参一钱，附子五分，是。

《产后编·产后诸症治法·怔忡惊悸（第三十）》中只有『加减养荣汤』和『养心汤』二方。《临产须知全集》中卷尚有安神丸一方，其文如下：『安神丸：与前药兼服。黄连（三钱，酒洗），生地（三钱），归身（三钱），炙草（五分）。共为细末，蒸饼糊丸绿豆大，朱砂二钱为衣，每服二十丸，滚白水送下。』

《产后编·产后诸症治法·阴痛（第三十九）》附阴疳阴蚀之最末三方，在《临产须知全集》中卷中实为完整一方，是。其文曰：『又方：治疳虫食下部及五脏，取东南桃枝，轻打头散，

（三）《临产须知全集》下卷与《产后编》的关系

《傅青主女科·产后编·补集》有处方7首，《临产须知全集》下卷包含处方41首，两相对比详略判然。细致而言：《女科·补集》7方是：①产后大便不通等生化汤加减[7]；②炼蜜枣法[8]；③又方蓖油或猪胆导法[9]；④治产后鸡爪风[12]；⑤保产无忧散[10]；⑥治遍体浮肿方（《临产须知全集》卷下未见）；⑦保产神效方[1]。其中方括号中的数字是《临产须知全集》卷下对应41方的流水号，该流水号由笔者给出。

《女科·补集》第⑤方『保产无忧散』、第⑦方『保产神效方』二方内容有所雷同，据《临产须知全集》卷下记载『此方系潭州庄先生讳一德所传，因屡用见效，故录方行世。』

四、《临产须知全集》与《产科四十三症》的关系

《产科四十三症》常见版本为『清同治七年戊辰（1868）京都范家刻字铺刻本』，实际此书前身即其异名而正文内容相同的最早初刻本——嘉庆十六年辛未近文斋《傅青主先生产科全集》。其书嘉庆十五年石艾（今平定）后学杨觐阳图南序指出：『《产科全集》一册，太原傅青主先生之遗编也。……先生数往来于吾州中，与其士大夫游，所流传诗古文词以及书画较他处尤伙，而是编亦在焉。然得之者，辄珍藏不以示人，又或为医家所秘，以为媒利之资，故求之者多不可得。余于读书之暇，间及医学，闻先生是编心向往之。近偶得于戚党邵公书箧中，如获拱璧。观其辨症列方，了如指掌，为方不及五十，而产后各证备焉。』

《临产须知全集》的中卷即《产后治法二集》，从其目录上考察，其中的四十三症名目与《产科四十三症》完全一致。从内容上考察，《产科四十三症》显得极为简洁。事实上，《产科四十三症》的简省办法，虽然与《傅青主女科·产后编》有所雷同，但其简化幅度实有过之而无不及。这种现象与嘉庆十六年（1811）《产科四十三症·杨溪序》中的表述非常吻合，该序称：『《产科四十三症》一书，相传为傅青主先生所著，然无确据，且抄袭相沿率多错误。今年春遇同邑王君协万于京师，出此本相示云，得之石艾杨君图南者。简明确当，殊胜他本。』

虽然《临产须知全集》较《产科四十三症》晚出版14年，但其内容却远较《产科四十三症》完整而原始。仔细考察，二者同出一源是非常肯定的，因为它们存在同样的『失误』之处。举例而言，二书『四、血崩』之中均有升举大补汤（由黄芪、白术、陈皮、人参、炙草、升麻、当归、熟地、麦冬、川芎、白芷、荆芥、黄连等13味药组成）。查单南山《胎产指南·产后论解三十二症医方》卷七上『四、产后血崩』可知，上述13味药物组成的方剂并非升举大补汤，而是滋荣益气止崩汤。真正的升举大补汤在《胎产指南》第八卷中，由白术、当归、怀生地、人参、炙甘草、陈皮、川芎、黄芪、麦冬、黄连、黄柏、荆芥、羌活、防风、升麻、白芷等16味药物组成。换言之，真正的升举大补汤较之于滋荣益气止崩汤而言，除了将其熟地易为生地而外，还增加了羌活、防风、黄柏三味药物。

考虑到《临产须知全集》书前总凡4条『凡例』的前两条都强调了尊重『原本』的意愿，所谓『卷中有脱略差错处，未敢妄意增改，悉照原本抄出，以俟高明之斟酌也；附集杂方亦系从原本抄来，惟救急良方是愚增入，余不敢任意多增，以掩本来之面目。』所以，笔者倾向于认为罗硕庵氏对待孙毓芝先生所藏秘本的态度是非常恭敬的。在抄录过程中即便是明显的脱略差错处，也一仍其旧未作妄意增改，这种做法在很大程度上保证了《临产须知全集》的可靠性。将同样源之于平定州的两种傅家产科医学抄本——《临产须知全集》和《产科四十三症》，与其创作蓝本《胎产指南》一书略相核校，可以认为以孙毓芝本更为接近其书的原始面貌。孙毓芝家藏秘本《产门方论》的『产后诸症治法』部分，是其核心内容，保留了至少95首处方，而杨图南辗转得到的本子，所谓《产科四十三症》或曰《产科全集》仅有不到50首处方。

这种同一种（产科类）题名傅山医学书著之间存在着的同源异流现象，让笔者联想到目前已知的题名傅山撰述的不同种医学书著之间也存在着同源异流的特殊现象。比如《傅青主女科》、《傅青主男科》和《大小诸证方论》等，它们的主体内容各不相同，却都于题名陈士铎撰述的医学著作之间有着千丝万缕的联系。这一客观现象，多年以来一直困扰着关心『陈士铎遇仙传书』这一历史公案的医史文献学家。

从《临产须知全集》中直接标出其创作蓝本是单南山医著的现象进一步推理。笔者倾向于认为，题名傅山医著的其他医书有可能拥有一个与《临产须知全集》相近而又不完全相同的形成过程。那就是这些本子可能拥有一个共同的源头，这就是——傅家医书抄本。笔者认为，『傅家医书抄本』还不能完全等同于『傅山医书抄本』。傅山有愿望、有精力对于重要的医书加以批注、评价和局部抄录是极有可能，并且存在实物证据的。但他是否有精力、有条件、有愿望，对于某些医著做通篇的过录、抄存和改编是值得存疑的。傅山曾说：『或劝我著述，著述须一副坚贞雄迈心力，始克纵横。我庾开府萧瑟极矣。虽曰虞卿以穷愁著书，然虞卿之愁可以著书解者。我之愁，郭瑀之愁也。著述无时亦无地……』然而不排除他的后人或学生进行这些工作，存在这种可能性。比如傅山之孙傅莲苏也通明医术，我们甚至可以想像，傅家通明医术的后人本身，或者他们的家属或者学生，有着手抄医书的学习习惯。那么，这些人中的某一位，或者某几位，对于单南山之医书或者陈士铎之医书情有独钟，则书法风格与傅山类似的傅家医书抄本，就有可能以傅山的名义得以流传。

但是由这个源头所产生的医学抄本的本来目的仅仅为了个人学习，而不是为了广泛流传，所以极有可能一开始就未能注明底本的作者。再经历后世不同学者的传抄、改编，在它们的形制发生各种各样变化的同时，它们的最初作者也被人们渐渐遗忘了。当医史文献学家发现并且明确指出题名傅山的医著与单南山或陈士铎医著的部分内容有所雷同时，人们突然产生到底是谁影响了谁、谁是谁的底本，甚至谁传书与谁的疑问也就不足为奇了。

由于这些医书多直接或间接出自于傅山行医日久的山西省平定州，那么笔者认为这些书著是书贾射利作伪的可能性就降低了。笔者相信这些书著可能拥有一个共同的、合理的源头，我们不排除某些本子在流传过程中『或为医家所秘，以为媒利之资』，但毕竟大多数传本都有一个统一的、不以赢利为目的根源。这就方便解释，为什么《临产须知全集》的创作蓝本是单南山《胎产指南》，而其余题名傅山撰述的医书又与『陈士铎医著』多所雷同。

需要指出的是，分别『傅家医书抄本』和『傅山医书抄本』这两个概念，并不存在贬抑之心。事实上，能被傅家后人选录抄存的医学书著，一般而言都具有相当的临床价值。并且『傅家医书抄本』中极有可能还包含着真正的傅山医药文献，比如《临产须知全集》下卷中就有『又录傅先生定胎方』（第4方）、『卫生馆大健脾丸原方』（第19方）等文字。

五、结语

笔者初步讨论了新近发现的《临产须知全集》一书，与早已流传于世的题名为傅山所著的《大小诸证方论》、《傅青主女科》和《产科四十三症》三书的关系。虽然，《临产须知全集》拘于专科，但它的上、中二卷仍然与《傅青主女科》的『产后编』部分有极为密切的同源关系；它的中卷《产后治法二集》与《产科四十三症》篇章名目、排列顺序完全一致，没有本质区别；它的下卷内容及其道光五年刘朴庵序也影响了《大小诸证方论》的内容与结构。

由于《临产须知全集》一书刊刻地点在湖南常德府龙阳县，所以张凤翔道光七年刊刻《傅青主女科》时是否直接参考过《临产须知全集》一书存疑。但是《临产须知全集》与《傅青主女科》，确切一些说是与《傅青主女科·产后编》有着明确的同源关系是确定无疑的。两相对比，笔者倾向于认为《临产须知全集》的表述更加完整、原始，而《傅青主女科·产后编》已经经过一定程度的简化和调整了。如果说《傅青主女科》一书的成书是否直接参考过《临产须知全集》刻本尚属成疑的话，那么《大小诸证方论》成稿时则一定是参考过《临产须知全集》的刻本无疑了，这无论从其书序的仿制，还是至少20余首处方的挪用，都已看得非常清楚了。

由于《临产须知全集》与题名傅山撰述的《傅青主女科》、《大小诸证方论》、《产科四十三症》等书，有着局部的同源关系和明确的前后影响，所以此书的学术价值不应小视。笔者相信，此书的发现和深入研究，不仅对厘清题名傅山撰述多种医著的成书和流传过程、提高《傅青主女科》、《大小诸证方论》、《产科四十三症》校勘质量有较大的帮助，同时对临床合理使用这些书中所涉及处方也有较大的帮助。

《临产须知全集》之版框报告

赵怀舟　耿　璇

本次影印《临产须知全集》时，笔者得已见到葛敬生本（简称『葛本』）、贾治中本（简称『贾本』）两种《临产须知全集》的本子。初看此二本属于同一版，但仔细看时其中还是有抽换的版片。比如贾本的中-1、中-2版就是经过抽换的版片，也就是通过贾本与葛本这两个版片的相互对比，笔者认为贾本系后印本。

因为贾本中-1、中-2中的误字较为集中，并且有些误字是出于对原版的误解。最为典型的一个例子是：贾本删掉葛本中『十、类伤寒二阳症』的『二』字，原因是误认为葛本中的『二』是与『十』字联合，是第『十二』节之指，如果从这个角度理解『二』字的确当删。然而令人遗憾的是，这样的理解显然是错误的。这似乎说明贾本在处理相关技术问题时略显匆忙。

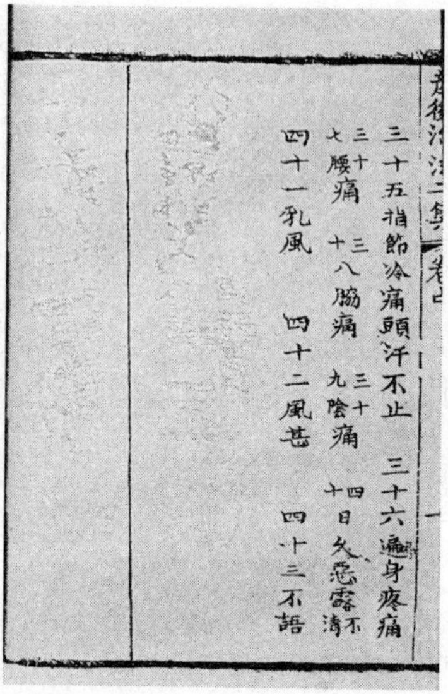

三十五指節冷痛頭汗不止　三十六遍身疼痛
三十七腰痛　三十八脇痛　三十九陰痛　四十日久惡露不清
四十一乳風　四十二風甚　四十三不語

葛本中-1b

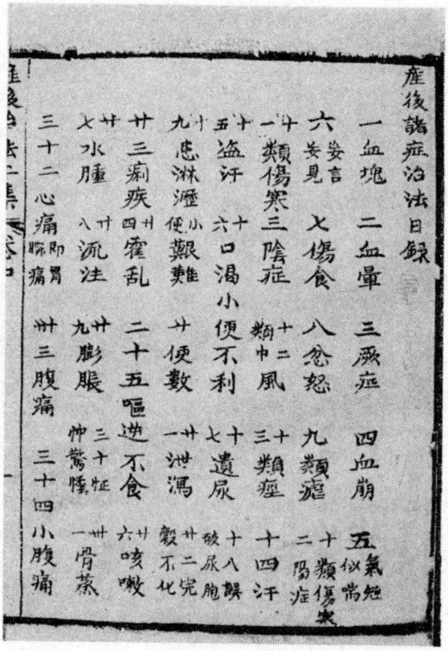

產後諸症治法目錄
一血塊　二血暈　三厥症　四血崩　五氣短似喘
六妄言妄見　七傷食　八忿怒　九類瘧　十類傷寒二陽症
十一類傷寒三陰症　十二類中風　十三類痙　十四汗
十五盜汗　十六口渴小便不利　十七遺尿　十八誤破尿胞
十九患淋瀝小便艱難　廿便數　廿一泄瀉　廿二完穀不化
廿三痢疾　廿四霍亂　二十五嘔逆不食　廿六咳嗽
廿七水腫　廿八流注　廿九膨脹　三十怔忡驚悸　卅一骨蒸
三十二心痛即胃脘痛　卅三腹痛　三十四小腹痛

葛本中-1a

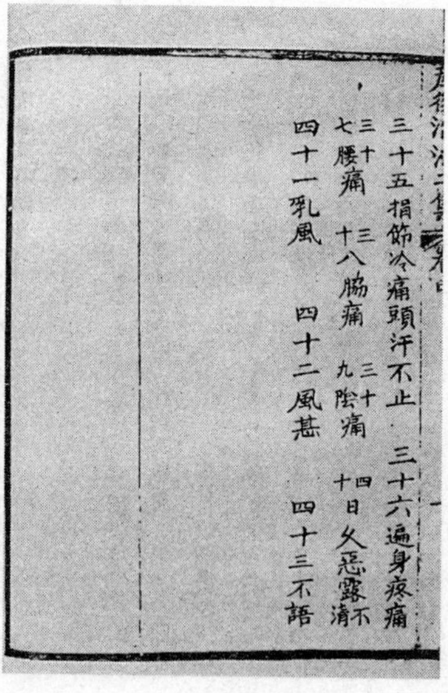

三十五指節冷痛頭汗不止　三十六遍身疼痛
三十七腰痛　三十八脇痛　三十九陰痛　四十日久惡露不清
四十一乳風　四十二風甚　四十三不語

贾本中-1b

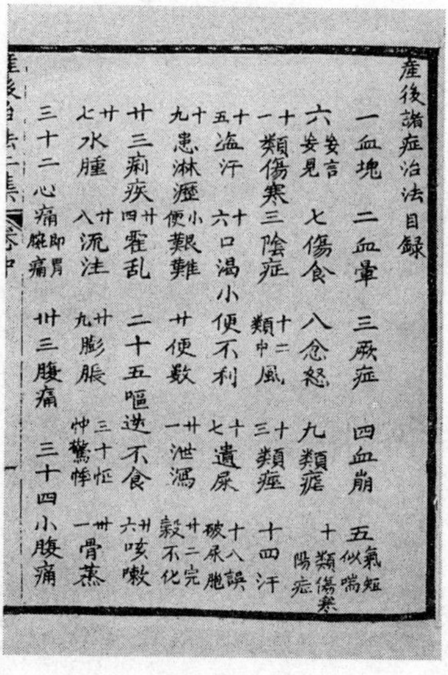

產後諸症治法目錄
一血塊　二血暈　三厥症　四血崩　五氣短似喘
六妄言妄見　七傷食　八忿怒　九類瘧　十類傷寒二陽症
十一類傷寒三陰症　十二類中風　十三類痙　十四汗
十五盜汗　十六口渴小便不利　十七遺尿　十八誤破尿胞
十九患淋瀝小便艱難　廿便數　廿一泄瀉　廿二完穀不化
廿三痢疾　廿四霍亂　二十五嘔逆不食　廿六咳嗽
廿七水腫　廿八流注　廿九膨脹　三十怔忡驚悸　卅一骨蒸
三十二心痛即胃脘痛　卅三腹痛　三十四小腹痛

贾本中-1a

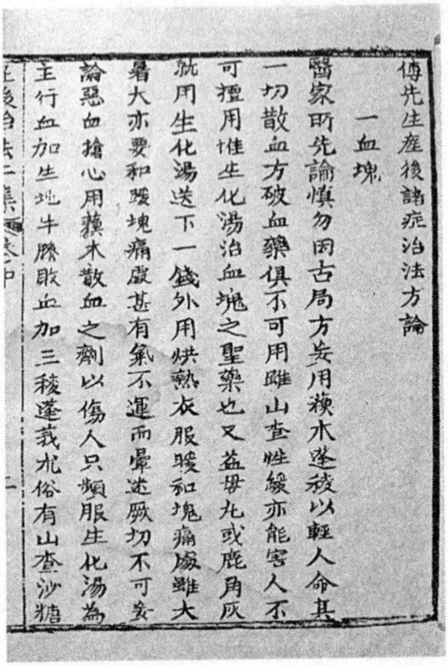

傅先生産後諸症治法方論

一血塊

醫家所先論慎勿因古局方妄用蘇木蓬莪以輕人命其
一切散血方破血藥俱不可用雖山查性緩亦能害人不
可擅用惟生化湯治血塊之聖藥也又益母丸或鹿角灰
就用生化湯送下一錢外用烘熱衣服暖和塊痛處雖大
暑亦要和暖塊痛處甚有氣不運而暈迷厥切不可妄
論惡血搶心用蘇木散血之劑以傷人只頻服生化湯為
主行血加生地牛膝敗血加三稜蓬莪朮俗有山查沙糖

産後治法二集 卷中 二

葛本中-2a

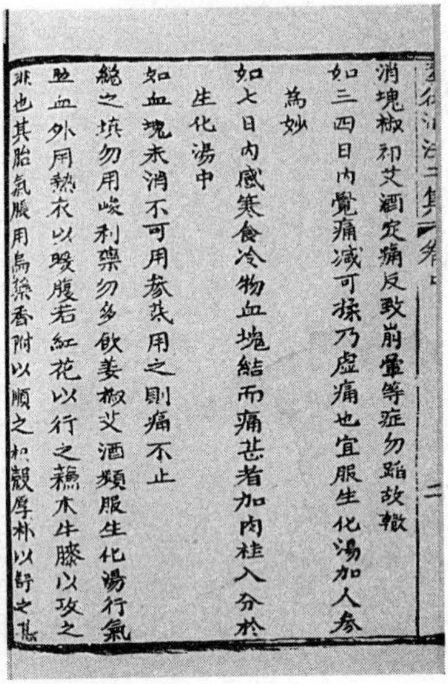

消塊椒初艾酒定痛反致崩暈等症勿蹈故轍
如三四日內覺痛減可揉乃虛痛也宜服生化湯加人參
為妙
如七日內感寒食冷物血塊結而痛甚者加肉桂八分於
生化湯中
如血塊未消不可用參芪用之則痛不止
總之慎勿用峻利藥勿多飲姜椒艾酒頻服生化湯行氣
助血外用熱衣以暖腹若紅花以行之蘇木牛膝以攻之
非也其胎氣脹用烏藥香附以順之枳殼厚朴以舒之甚

葛本中-2b

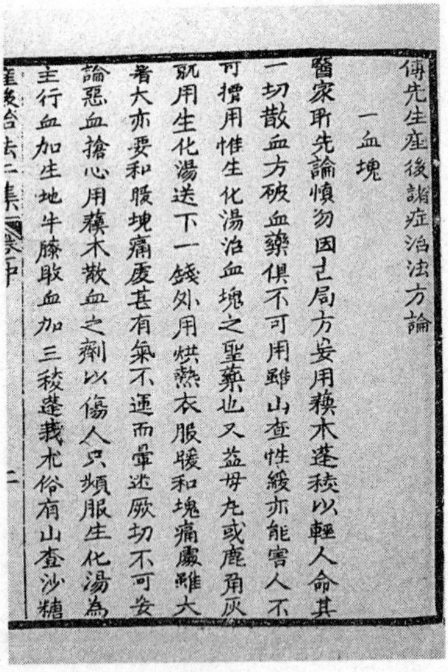

傅先生産後諸症治法方論

一血塊

醫家所先論慎勿因古局方妄用蘇木蓬莪以輕人命其
一切散血方破血藥俱不可用雖山查性緩亦能害人不
可擅用惟生化湯治血塊之聖藥也又益母丸或鹿角灰
就用生化湯送下一錢外用烘熱衣服暖和塊痛處雖大
暑亦要和暖塊痛處甚有氣不運而暈迷厥切不可妄
論惡血搶心用蘇木散血之劑以傷人只頻服生化湯為
主行血加生地牛膝敗血加三稜蓬莪朮俗有山查沙糖

産後治法二集 卷中 二

贾本中-2a

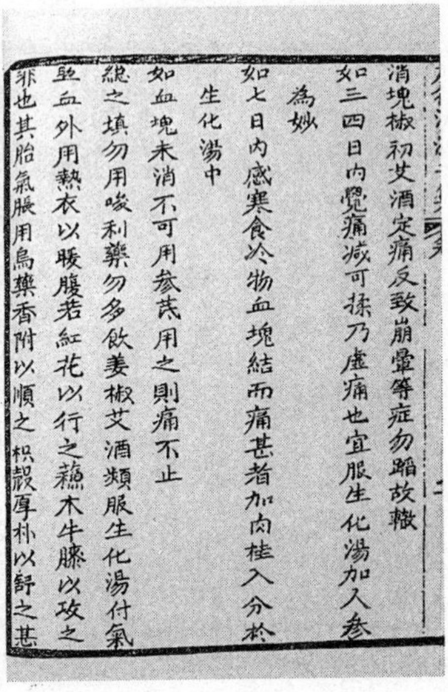

消塊椒初艾酒定痛反致崩暈等症勿蹈故轍
如三四日內覺痛減可揉乃虛痛也宜服生化湯加人參
為妙
如七日內感寒食冷物血塊結而痛甚者加肉桂八分於
生化湯中
如血塊未消不可用參芪用之則痛不止
總之慎勿用峻利藥勿多飲姜椒艾酒頻服生化湯行氣
助血外用熱衣以暖腹若紅花以行之蘇木牛膝以攻之
非也其胎氣脹用烏藥香附以順之枳殼厚朴以舒之甚

贾本中-2b

那么，除了中-1、中-2版曾经撤换重刻而外，其他版片从刻字特征看是同一批木刻版片无疑。但令人意外的是：如果仔细测量二书版框的大小，发现竟然还存在着一定的区别。笔者为此对全书75个版片进行认真测量，现将相关数据报告如下：

《临产须知全集》葛本、贾本版框数据（单位：cm）

版面	葛本框高		贾本框高		葛本框宽		贾本框宽		备注
叙-1	15.8	15.8	16.1	16.1	11.6	11.7	11.7	11.7	四周单边
叙-2	15.8	15.9	16.0	16.1	11.6	11.7	11.7	11.7	四周单边
叙-3	15.6	15.7	15.8	15.9	11.8	11.9	11.9	12.0	上下双边
上-1	15.6	15.7	15.8	15.8	11.8	11.9	11.8	11.8	四周单边
上-2	15.6	15.7	15.8	15.9	11.9	11.9	11.8	11.8	四周单边
上-3	15.6	15.7	15.7	15.8	11.9	12.0	11.9	12.0	四周单边
上-4	15.7	15.7	15.8	15.9	11.8	11.9	11.6	11.8	四周单边
上-5	15.5	15.5	15.6	15.7	11.6	11.8	11.5	11.6	上下双边
上-6	15.1	15.1	15.3	15.3	11.6	11.6	11.6	11.6	四周单边
上-7	15.5	15.5	15.6	15.6	11.9	11.9	11.8	11.9	上下双边
上-8	15.4	15.4	15.6	15.6	11.8	11.8	11.8	11.9	上下双边

版面	葛本框高		贾本框高		葛本框宽		贾本框宽		备注
上-9	15.3	15.3	15.5	15.5	11.8	11.8	11.7	11.7	四周单边
上-10	15.3	15.3	15.5	15.6	11.8	11.9	11.8	11.9	四周单边
上-11	15.2	15.3	15.3	15.4	11.8	11.7	11.8	11.8	四周单边
上-12	15.0	15.0	15.1	15.2	11.9	11.8	11.9	11.9	四周单边
上-13	15.1	15.1	15.2	15.3	11.8	11.9	11.9	11.9	四周单边
上-14	15.1	15.2	15.3	15.4	11.7	11.8	11.6	11.6	四周单边
上-15	15.5	15.5	15.5	15.6	11.7	11.8	11.7	11.7	上下双边
上-16	15.4	15.4	15.5	15.6	11.9	11.8	11.8	11.8	上下双边
上-17	15.3	15.4	15.5	15.5	11.8	11.7	11.7	11.7	上下双边
上-18	15.4	15.4	15.5	15.5	11.8	11.8	11.7	11.7	上下双边
中-1	15.1	15.2	15.2	15.2	11.8	11.8	11.7	11.8	四周单边，贾本系重刻
中-2	15.1	15.2	15.2	15.2	11.6	11.7	11.8	11.8	四周单边，贾本系重刻
中-3	15.4	15.5	15.6	15.7	11.7	11.8	11.6	11.7	上下双边
中-4	15.5	15.6	15.7	15.7	11.6	11.8	11.7	11.6	上下双边
中-5	15.0	15.1	15.2	15.3	11.8	11.9	12.0	12.0	四周单边

中-6	15.0	15.1	15.3	15.3	11.8	11.8	11.9	11.9	四周单边
中-7	15.0	15.1	15.2	15.3	11.6	11.7	11.5	11.5	四周单边
中-8	15.0	15.1	15.2	15.2	11.7	11.8	11.7	11.7	四周单边
中-9	15.0	15.1	15.2	15.3	11.7	11.7	11.6	11.6	四周单边
中-10	15.2	15.3	15.4	15.4	11.7	11.7	11.4	11.5	四周单边
中-11	15.4	15.5	15.6	15.6	11.8	11.8	11.9	11.9	上下右双边
中-12	15.3	15.4	15.6	15.6	11.7	11.8	11.7	11.7	上下右双边
中-13	15.6	15.7	15.8	15.9	11.9	11.9	11.9	11.9	上下双边
中-14	15.7	15.8	15.9	15.9	11.7	11.8	11.5	11.6	上下双边
中-15	15.8	15.8	15.9	16.0	11.8	11.9	11.8	11.8	上下双边
中-16	15.7	15.8	15.9	16.0	11.9	11.9	11.9	11.9	上下双边
中-17	15.4	15.4	15.6	15.7	11.8	11.8	11.9	11.9	四周单边
中-18	15.6	15.6	15.8	15.9	11.8	11.8	11.8	11.7	四周单边
中-19	15.5	15.5	15.6	15.7	11.8	11.8	11.9	11.8	上下双边
中-20	15.4	15.5	15.8	15.8	11.9	11.9	11.8	11.8	上下双边
中-21	15.2	15.3	15.5	15.5	11.8	11.9	11.6	11.7	四周单边

版面	葛本框高		贾本框高		葛本框宽		贾本框宽		备注
中-22	15.4	15.5	15.7	15.7	11.6	11.9	11.6	11.6	四周单边
中-23	15.5	15.5	15.8	15.8	11.8	11.9	11.9	11.9	上下双边
中-24	15.5	15.6	15.8	15.9	11.8	11.8	11.8	11.8	上下双边
中-25	15.6	15.7	15.8	15.9	11.8	11.9	12.0	11.9	上下双边
中-26	15.6	15.7	15.8	15.9	11.8	11.9	11.8	11.8	上下双边
中-27	15.7	15.7	15.8	15.8	11.7	11.8	11.8	11.7	上下双边
中-28	15.6	15.6	15.7	15.7	11.8	11.8	11.7	11.6	上下双边
中-29	15.5	15.6	15.6	15.7	11.8	11.9	12.0	12.0	上下双边
中-30	15.5	15.6	15.7	15.8	11.8	11.8	11.8	11.8	上下双边
中-31	15.6	15.7	15.8	15.8	11.7	11.8	11.7	11.7	上下双边
中-32	15.6	15.7	15.8	15.8	11.6	11.9	11.8	11.8	上下双边
中-33	15.6	15.6	15.7	15.8	11.7	11.8	12.1	11.8	上下双边
中-34	15.7	15.8	15.8	15.9	11.8	11.8	11.9	11.8	上下双边
中-35	15.5	15.6	15.7	15.7	11.8	11.8	11.9	11.9	四周双边
中-36	15.7	15.7	15.8	15.8	11.8	11.8	11.7	11.9	四周双边

中-37	15.5	15.5	15.7	15.7	11.6	11.8	11.7	11.7	四周双边
中-38	15.7	15.7	15.8	15.8	11.8	11.9	11.5	11.5	四周双边
中-39	15.1	15.1	15.3	15.4	11.8	11.8	11.9	11.9	四周单边
中-40	15.2	15.3	15.5	15.6	11.8	11.8	11.8	11.9	四周单边
中-41	15.3	15.4	15.5	15.6	11.7	11.7	12.0	11.9	四周单边
中-42	15.3	15.4	15.5	15.5	12.0	11.9	11.8	11.9	四周单边
下-1	15.7	15.7	15.8	15.8	11.9	11.9	11.9	11.9	上下双边
下-2	15.6	15.6	15.9	15.9	11.9	11.9	11.9	11.9	上下双边
下-3	15.3	15.3	15.5	15.5	11.9	11.9	11.8	11.9	四周单边
下-4	15.3	15.4	15.5	15.6	11.9	11.9	11.9	12.0	四周单边
下-5	15.8	15.8	16.0	16.0	11.9	11.9	12.0	12.0	上下双边
下-6	15.7	15.8	15.9	15.9	11.8	11.8	11.9	12.0	上下双边
下-7	15.8	15.9	16.0	16.1	11.9	11.9	11.9	12.0	上下双边
下-8	15.7	15.8	15.9	15.9	12.0	11.9	11.9	12.0	上下双边
下-9	15.6	15.6	15.8	15.9	11.9	11.9	12.2	11.8	上下双边
下-10	15.7	15.7	15.8	15.9	11.9	11.9	12.0	12.0	上下双边

版面	葛本框高		贾本框高		葛本框宽		贾本框宽		备　注
下-11	15.8	15.8	16.0	16.1	11.9	11.9	12.0	11.8	四周双边
下-12	15.6	15.7	—	—	11.9	11.9	—	—	上下双边，贾本无此页
平均值	15.45	15.51	15.63	15.69	11.79	11.82	11.80	11.80	葛本 n＝75
标准差	0.20	0.19	0.20	0.20	0.08	0.06	0.12	0.11	贾本 n＝74
标题页规格	**葛本框高**		**贾本框高**		**葛本框宽**		**贾本框宽**		**备　注**
上卷标题页 1	16.3	16.3	—	—	10.9	11.0	—	—	四周双边，贾本无此页
上卷标题页 2	15.6	15.6	—	—	10.9	10.9	—	—	四周单边，贾本无此页
中卷标题页	15.6	15.6	15.7	15.7	10.7	10.7	10.6	10.5	四周双边
下卷标题页	15.7	15.7	15.7	15.8	10.7	10.8	10.6	10.6	四周双边

备注： 框高、半框宽皆量外缘。各卷标题页大小显然与正文版框不属同类，故附于表下，且不计算均数标准差。『上卷标题页1』指『五圣宫本』封面页，『上卷标题页2』指『彭永和刻字店本』封面页。对于同一个框高和半框宽的数据，不同测量者的读数习惯和测量部位均有一定的差异。为了尽量减少上述种种误差，此次测量分别由两人于不同时间、用同一把尺子、分别对上述数据进行测量、记录。其中第一个测量值由赵怀舟给出，第二个测量值由耿璇给出。

显然，同一古籍不同版片的规格大小并非100％相同。其次，同一古籍、同一版片，不同的人去测量，也会得出不完全一致的结果。

虽然存在着种种偏差，但是相关统计结果还是包含了一个有趣的现象。这个现象并不因为测量者的不同而消失或变异，那就是贾本（后期印本）的框高（15.69±0.20）普遍要比葛本（早期印本）的框高（15.51±0.19）多出1～2mm。此处用耿璇第二测量值加以说明，第一测量值虽然与之略有区别，但二者之间的差异依然。

经过仔细分析，对诸如：细微笔画、特殊刻法、断版裂痕、版框缺损、眉批位置等细节一一比对之后，笔者还是倾向于将这种偏差归结为反复刷印和气候潮湿所带来的影响。换言之，贾本和葛本是基于同一套木刻印版的不同时期印品。也有学者认为，这种现象的存在或许与所用纸张的性质特点或是否受潮有关。

2012年4月6日笔者与耿璇同学同赴山西省图书馆访问魏清、郑梅玲女士，得知有些书版在刷上印墨之后字迹会凸起鼓胀，静置一段时间后方能平复如初。由此观之，虽然用于刻字的版木相对坚实、不易伸缩，但也无法完全避免长期使用或者受潮之后的局部变形。

2012年4月21日笔者与耿璇同学还就此问题请教了山东中医药大学专程赴并讲学的刘更生教授等一行三人，获益匪浅。

后记

《孟子·公孙丑》曰：『得道者多助。』山西中医学院图书馆能够在得知题名傅山撰述的《临产须知全集》一书存世的消息不久，便决定收藏并影印其书，这是一个了不起的学术举措。笔者虽非主其事者，然而因缘巧合知其始末，故勉强为此影印书籍写一篇后记。

笔者第一次接触此书，大约是在2008年的11月，彼时所见是葛敬生氏的旧藏。即所谓书名页有『板存湖南常德府龙阳县北门内五圣宫，凡乐善君子有刷印者，自备纸张，板不取利』标志者，不过笔者当时翻阅其书时，该书名页已与原书断裂开来。当然那爿书名页左侧断裂细痕的龃龉形状约略与原书首页接近装订线处保留的残缘相吻合。彼时只是注意到其书刘朴庵序的文献意义，尚未能详细翻检其书的全部内容，但是仍然注意到其书首有『单南山』题名，尾有道光元年治瘟疫方一首的大体梗概。葛敬生先生与笔者所在的山西省中医药研究院中医基础理论研究所有着良好的合作关系。事实上，葛先生的这部藏书，科室的全体成员都曾看过，葛先生关于此书的研究心得也与大家坦诚地交流过。

稍后笔者还曾通过网络为钱超尘先生传递过几张此书的照片，方便其为笔者参与校订的《大小诸证方论》一书作序时参考。现在回想起来，这个网络传递照片的操作是非常幸运的，因为大约仅仅3个月之后，葛先生持此书和《傅青主女科》的某个版本给他的一位朋友参看，在挤公交车时因为堵车及塑料袋破裂将此书遗失了，万幸的是同一书袋中的《傅青主女科》还在。

此书的部分书影在网络上可以看到，只不过仅仅是零金碎玉、浮光掠影的感觉罢了。比如：中国书店第36期大众收藏书刊资料拍卖会的第352号拍品即是此书。重新装订为1函4册，棉纸，半框：15.5×11.6cm。然而这个版本缺少书名页、刘朴庵序，也没有罗硕庵引言和体例等等书前文字。拍卖公司标注其版本为『清木活字印本』，这个结论可能还是有些草率。因为就其公开的图片（上-1a）第3、4两行末2字『溪』、『先』和『忧』、『惊』上下两字之间，便存在极其细微的上下笔画越过两字相接处

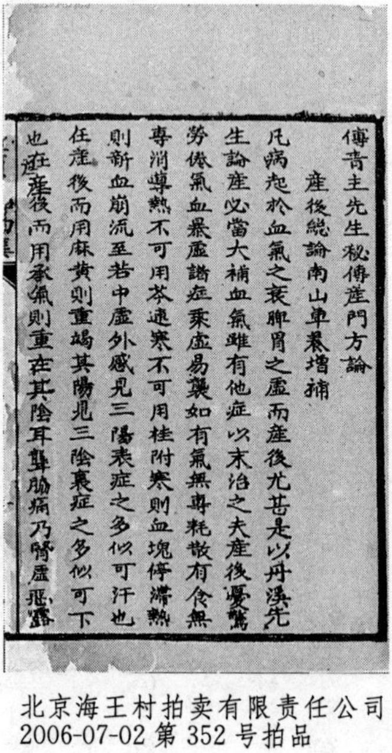

傅青主先生秘傳産門方論
産後總論　南山卑眾增補
凡病起於血氣之衰脾胃之虛而産後尤甚是以丹溪先
生論産必當大補血氣雖有他症以末治之夫産後憂驚
勞倦氣血暴虛諸症乘虛易襲如有氣無專耗散有食無
專消導熱不可用芩連寒不可用桂附寒則血塊停滯熱
則新血崩流至若中虛外感見三陽表症之多似可汗也
在産後而用麻黃則重竭其陽見三陰裏症之多似可下
也在産後而用承氣則重在其陰耳聾脇痛乃腎虛惡露

北京海王村拍卖有限责任公司
2006-07-02 第352号拍品

上下端各自水平线的地方，虽然超越之处细若针芒，但现存笔画果断、清晰，并非印墨自然浸染所成。

从网络公开的这帧照片观察，该本亦为道光五年乙酉的湖南刻本无疑。但由于无法见到该本中-1、中-2两个特征版片的具体情况，因此尚不好确定此本是该书的早期印本（『葛本』系列）还是后期印本（『贾本』系列）；由于无法见到该本下-12页，不知是否存在『印送姓氏』2行字，因此即使此本属于早期印本，也无法区别其为『五圣宫本』抑或是『彭永和刻字店本』。

虽然由于种种原因，此书的早期印本和后期印本版框大小略有区别，但半框15.5×11.6cm的数据二者皆有（测量古籍版框数据并未规定必须测量哪一页），故此并不能依此做出先印、后印的判断。

孔夫子旧书网2007年10月17日也曾拍出一套《傅青主先生秘傳产门方论》抄本，其书一厚册大约68页，开本为：26.5×18.0cm，半页9行，行25字。拍品编号：1548449。

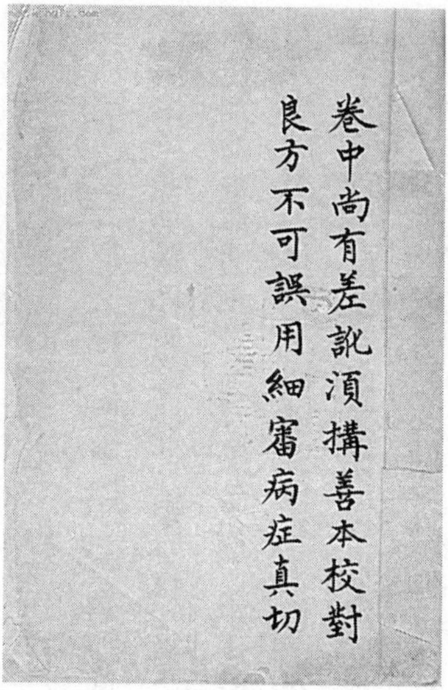
卷中尚有差訛須搆善本校對
良方不可誤用細審病症真切

孔夫子网 2007-10-17
第 1548449 号排品图 1

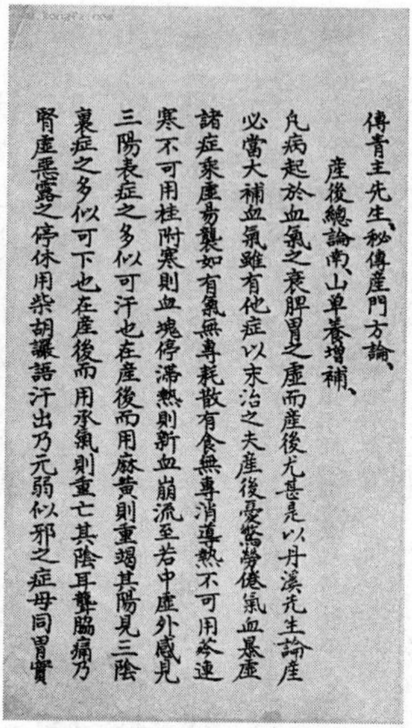
傅青主先生、秘傳產門方論、
產後總論南、山單養增補、
凡病起於血氣之衰脾胃之虛而產後尤甚是以丹溪先生論產
必當大補血氣雖有他症以末治之夫產後憂驚勞倦氣血暴虛
諸症乘虛易襲如有氣無専耗散有食無専消導熱不可用芩連
寒不可用桂附寒則血塊停滯熱則新血崩流至若中虛外感見
三陽表症之多似可汗也在產後而用麻黃則重竭其陽見三陰
裏症之多似可下也在產後而用承氣則重亡其陰耳聾脇痛乃
腎虛惡露之停休用柴胡譫語汗出乃元弱似邪之症毋同胃實

孔夫子网 2007-10-17
第 1548449 号排品图 2

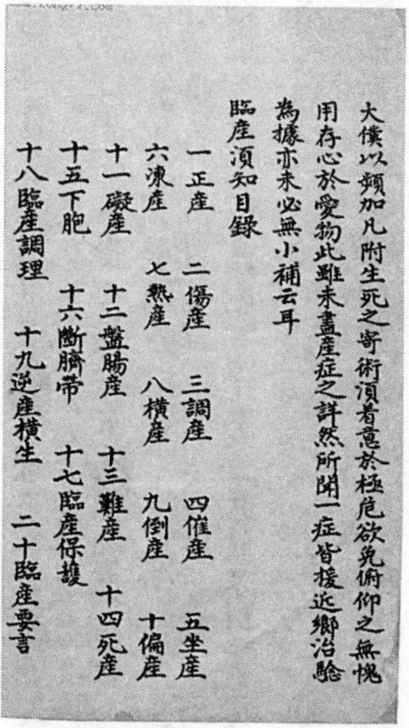
大僕以頻加凡附生死之寄術須着意於極危欲免俯仰之無愧
用存心於愛物此雖未盡產症之詳然所聞一症皆援近鄉治驗
為據亦未必無小補云耳
臨產須知目錄
一正產　二傷產　三調產　四催產　五坐產
六凍產　七熱產　八横產　九倒產　十偏產
十一礙產　十二盤腸產　十三難產　十四死產
十五下胞　十六斷臍帶　十七臨產保護
十八臨產調理　十九逆產横生　二十臨產要言

孔夫子网 2007-10-17
第 1548449 号排品图 3

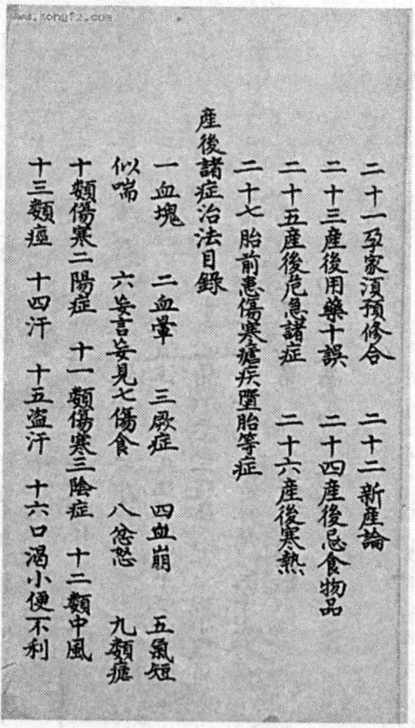
二十一孕家須預修合　二十二新產論
二十三產後用藥十誤　二十四產後忌食物品
二十五產後危急諸症　二十六產後寒熱
二十七胎前患傷寒瘧疾墮胎等症
產後諸症治法目錄
一血塊　二血暈　三厥症　四血崩　五氣短
似喘　六妄言妄見　七傷食　八忿怒　九類瘧
十類傷寒二陽症　十一類傷寒三陰症　十二類中風
十三類痙　十四汗　十五盜汗　十六口渴小便不利

孔夫子网 2007-10-17
第 1548449 号排品图 4

因为正文首行『产后总论』下『南山单养增补』一语中同样阙一个『贤』字，并且『产后诸症治法目录』中『十、类伤寒二阳症』的『二』字尚存，可以基本判断，该抄本系从道光五年乙酉刻本的早期印本中抄出，但抄录过程中还是略有调整。比如『临产须知目录』和『产后诸症治法目录』并非像原刻本一样分置于上、中两卷之中，而是抄撮在一处了。抄录者尚在书前空白页上写道『卷中尚有差讹，须购善本校对。良方不可误用，细审病症真切。』两行字。网上提供图片，略选一二示之。

笔者再次见到此书全帙，则是两年零十个月以后的事情了，彼时正到山西中医学院贾治中教授家中观览其以《药性巧合记》和《药会图》为主的诸古籍藏本。贾治中先生的藏书中有一部题名傅青主的木刻本，虽然同样没有书名页，但笔者立即意识到这个本子正是久违的《产门方论》（下文称『贾本』）。贾老师见我钟情于此书，便慷慨地应允笔者持归细读，这是2011年12月23日的事情。稍后我知道，大约此前的一年时间葛敬生氏因原书丢失，已向他所认知的书肆朋友发出寻书公偈，承诺万元求购足本《产门方论》一书。此后不过40余日，葛先生的努力得到了回馈，他终于以高价又购得一部足本《产门方论》（下文称『葛本』），这个本子首尾俱全。出版社最终选定此本影印。依据这个本子，我们可以知道，当年此书版刻印刷之时临时起名曰《临产须知全集》。虽然此书的部头不大，很难用今天动辄数万、数十万甚至几百万字的『全集』标准来衡量，但是联系到部头更小的《产科四十三症》有《产科全集》的别称，而流传极广的，部帙同样不算太大的《傅青主女科》也有《女科全集》的别称，那么《产门方论》有《临产须知全集》的别称也就不令人感到特别的意外了。这或许是嘉道间一时的出书风尚使然。

需要指出的是：古籍版本在刊印之时每每发生令人意料不到的情况，所以保存或者影印古籍时应尽量多地搜罗不同的版本，即便是同一版本的书多集复本也是有必要的。通过粗略对比，我们可以初步判断葛本、贾本是用同一套版片，于不同时间印行的。这一现象提示：葛本、贾本各有千秋，对比研究才能解决更多的问题。

葛本上-12a 第 8 行第 21 字，即『二钱』之『二』字笔画清晰，但贾本『二』字首横模糊略似『一』字；葛本上-18a 第 5 行第 9 字，即『一钱』之『一』字笔画清晰，但贾本『一』字阙如；葛本中-3a 第 9 行第 12 字，即『消块汤』之『块』字笔画清晰，但贾本『块』字右侧略显模糊；葛本中-6b 的第 9 行末字，即『一钱』之『钱』字笔画尚清晰，但贾本『钱』字已有所漫漶了；葛本中-8b 的第 9 行末 2 字『患崩』2 字尚可辨识，但贾本此 2 次，尤其是『崩』字已漶漫不清了；葛本中-32b 的第 8 行第 21 字，即『砂仁』之『仁』字第二笔（『丨』）竖尚存一些痕迹，但贾本中此竖已完全看不到了……。上述例证似乎提示葛本印刷时间要早于贾本，笔者也倾向于认同这个结论。当然，唯有同时考虑到贾本抽换重刻的两块版片——中-1、中-2中新出现的错讹远高于其改正的错讹这个客观事实，上述结论才能得以最终认定。

中-1、中-2两块版片贾本再印时予以抽换重刻，重刻过程中只纠正了原版的1个错误，却带来了许多新的错误。葛本『产后诸症治法目录』的『目』字原误作『日』字了，贾本再印重刻时予以纠正。除此而外，贾本至少出现了中-1：妄删『类伤寒二阳症』的『二』字；误『尿』为『屎』；误『指』为『捐』。中-2：误『艾』为『艾』；误『峻』为『唆』；误『行』为『付』，等新的错误。这种新生错讹的集中出现，体现了补版时的急迫心情，这是可以理解的。

然而让人难以理解的是，葛本中-22a原有『一本此方内有紫贝二分』的10字眉批，贾本完全看不到了。如图所示：

目测对比这两个本子的相关细节，除了眉批一有一无之外，几乎没有任何区别，包括版框上的细微缺刻皆极其接近。但是测量二者的版框高度时区别出现了，葛本该页的版框高度是15. 4cm，贾本该页的版框高度是15. 7cm。这一现象并非偶然一见，对全书作抽样测量可以发现，总是贾本的版框高度略比葛本高一些，误差仅仅1～3mm。对于如此细小的差距，

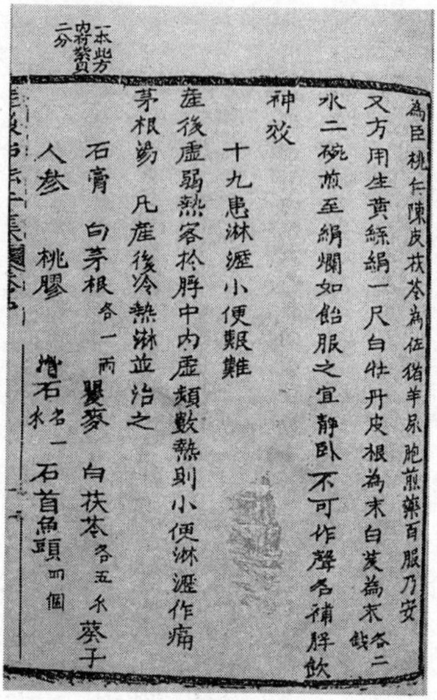
一本此方內有紫貝二分

為臣桃仁陳皮茯苓為佐猪羊尿胞煎藥百服乃安
又方用生黃絲絹一尺白牡丹皮根為末白芨為末各二錢
水二碗煎至絹爛如飴服之宜靜臥不可作聲名補脬飲
神效
十九患淋瀝小便艱難
産後虛弱熱客於脬中內虛頻數熱則小便淋瀝作痛
茅根湯　凡産後冷熱淋並治之
石膏　白茅根各一兩　瞿麥　白茯苓各五錢　葵子
人參　桃膠　滑石各一兩　石首魚頭四個

葛本中-22a（有眉批）

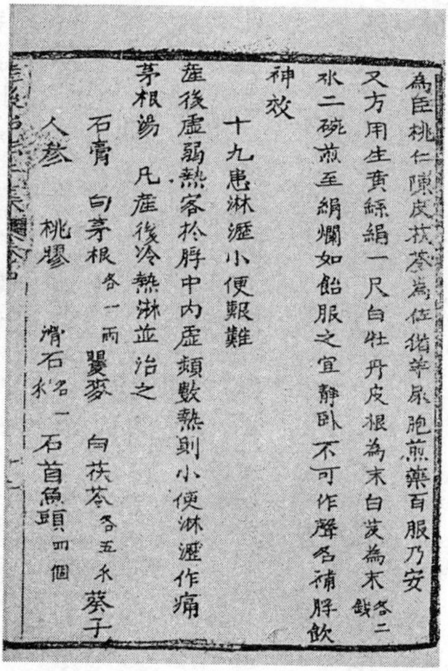
為臣桃仁陳皮茯苓為佐猪羊尿胞煎藥百服乃安
又方用生黃絲絹一尺白牡丹皮根為末白芨為末各二錢
水二碗煎至絹爛如飴服之宜靜臥不可作聲名補脬飲
神效
十九患淋瀝小便艱難
産後虛弱熱客於脬中內虛頻數熱則小便淋瀝作痛
茅根湯　凡産後冷熱淋並治之
石膏　白茅根各一兩　瞿麥　白茯苓各五錢　葵子
人參　桃膠　滑石各一兩　石首魚頭四個

贾本中-22a（无眉批）

经讨论后认为更加可能的解释是：由于此书版存气候湿潮的湖南洞庭湖畔，时间久版面会因为吸潮而有一定程度的膨胀扩张，从而使印刷的效果出现版框略增的现象。当然不断刷印过程中物理性的推压刷扫操作或许也是版框有所变形的重要因素之一。

从医理和文献角度讲，葛本『一本此方内有紫贝二分』的眉批是合理和必要的，而此处贾本眉批的消失，似乎说明贾本在处理相关技术问题时略显随意。

也应该承认，这部道光年间刊刻的医书，虽然字迹工整，版面清爽，但也有一些略显草率之处。比如全书的版框形式略不统一，若不计『临产须知初集』、

『产后治法二集』、『附录杂方三集』等大字页面，叙言3版、上卷18版、中卷42版、下卷12版，总凡75个版片。其中以上下双边37版（49.33%）所占最多；四周单边31版（41.33%）版紧随其后；四周双边5版（6.67%，计中-35、中-36、中-37、中-38和下-11）；上下右双边而左侧单边2版（2.67%，计中-11、中-12）。出版社显然发现了这个严重的版面混乱现象，遂利用现代技术手段将几乎所有的版面均调整为上下双边的全新格式了，这是需要特别予以说明的。

因为协助入藏葛氏傅山专题藏书并推广《药会图》诸事，笔者与山西中医学院图书馆一直有业务联系。在与山西中医学院图书馆杨继红馆长的非正式沟通中，笔者无意中提及《产门方论》一书失之于葛、得之于贾的有趣事情。言者无心，听者有意。她了解到该书题名傅青主，但《联目》中失载的具体情况后，当即表示愿意促成此书的入藏及影印出版，这与2009年2月24日前后钱超尘先生的观点不谋而合。我想当时因为犹豫未决，而错过一次影印机会，这一次无论如何不可错过了，于是协助众人进行了必要的联系。

工作过程中，葛敬生先生的女儿葛红女士将《临产须知全集》全文录入电脑，笔者负责本书简体释文校注工作的整体设计，具体实施者如书前校注栏所示，贾治中先生审阅全稿。此书之所以能够顺利地影印出版，实际上是多方合作的结果。这其中比较有意义的几个事件是：

2012年1月21日笔者将贾治中先生原藏的《傅青主秘传产门方论》（贾本）寄给钱超尘先生；

2012年2月6日笔者将葛敬生先生新购得的《临产须知全集》足本（葛本）寄给钱超尘先生；

2012年2月28日钱超尘先生与学苑出版社陈辉主任初步议定影印此书，并建议增附简体释文和后记等篇章。

2012年3月2日笔者在山西中医学院图书馆与杨继红、贾治中、罗海瑛、郝娟、朱建华、王占成、温静、张凡、毛海飞等人细致讨论此书的校勘事宜。

2012年3月11～12日笔者与中国中医科学院郑金生先生讨论《临产须知全集》中『蓝胡子根』一药的名实问题，郑老师来函给出了精彩的解答，经郑老师同意，我将其来函内容化裁为书中一注释与大家共同学习。其函略曰：『我专攻本草，对药名很感兴趣。书中提到的「蓝胡子根」，眉批为「盐糊根」，山西产药甚多且古老，方音又重，故贵省所产肉苁蓉，其「苁蓉」发音近似「寸云」，以至风行全国的肉苁蓉别名「寸云」、「大云」、「淡大云」都从此方音变来。对方书中的药物，因无形态描述，唯有根据其名（名之义、名之音）及功效判定。我查找了很多药书，也反复思考了很多能用于「产后风甚」的药物，寻求其名与功效的交汇点。目前我的初步看法是：此「盐糊根」即「延胡根」、「玄（元）胡根」。至于「蓝胡子」的「蓝」，是从「盐糊（延胡）」的「盐」字变形而来。「蓝胡子」的『子』字，也未必是『胡子』的组合字。『子』在药物中，除了表示果实、种子而外，也常用于地下的块茎、球茎、块根之类的药名，例如附子、侧子、香附子、白药子、黄药子、甘露子（草石蚕）、天葵子（千年老鼠屎）等。延胡索乃是块茎，所以地方称为『蓝（延）胡子』，也是合乎情理的，此名未必意味着根须呈蓝色胡子状。延胡索是罂粟科植物，性温，最适合于产后血滞气痛，许多中药书都有此功效，对产后虚寒危症，确实是一味好药。除此而外的温性药，都无与此病及地方名相关者。玄胡及其近缘植物有蓝花菜、蓝雀根等别名，是因为其花或有紫蓝色者，不是其根呈蓝色，这些别名并无助于本药「蓝胡子根」的名实考证。通过最为关键的药效和名称的比对，我发现只有玄胡才能在产后血晕或气虚的时候能发挥作用。以上只是一个初步的考证，书之供您参考。』

笔者还利用周六、周日等业余时间，多次与葛敬生先生、王小芸同事，以及耿璇、杨锐、王占成、温静、张凡等同学讨论书中细节，希望尽量减少书中的错讹之处。

由于笔者平时工作上的事情十分紧张，所以投入此书的精力有限，主要的工作是山西中医学院图书馆的在职人员和研究生同学完成的。我仅能约略体会到嘉庆十六年（1811）《产科四十三症》（又名《产科全集》）、道光五年（1825）《临产须知全集》（原书实名《产门方论》）和道光七年（1827）《傅青主女科·产后编》三种文献是同源异流的关系。同源是指三者的核心内容基本一致，异流是指三者的行文繁简程度大有区别。其中《产科四十三症》最为简洁，《临产须知全集》最为繁细，《傅青主女科·产后编》繁简适中，并且其中某些段落的简化方式与《产科四十三症》有所雷同。

以上三书的实际流传情况，可能并非是严格意义上相互独立的单线条流传，或许还存在着一些局部交叉和相互影响。比如：《傅青主女科·产后编》中未见《临产须知全集》中的『滋阴易产汤』和『催生散』（百草霜、香白芷、滑石），这可能并非仅仅是一个细节问题。《傅青主女科·产后编》中代替这两首处方的『滑胎散』和『治产秘验良方』虽然同样可以在《临产须知全集》的下卷『附录杂方』中找到。但是由于《临产须知全集》中的『滋阴易产汤』别名『滑胎散』，而《傅青主女科》中的『治产秘验良方』也有催生作用，这种内在的关联性似乎提示，这种替代操作可能并不像想像中的那么随意和偶然。

基于上述情况，笔者倾向于认为以上三书虽然在形成过程中有着明确的同源关系，但毕竟因其体例结构和内文详略的不同而最终分道扬镳了。《产科四十三症》、《临产须知全集》

和《傅青主女科·产后编》应当视为三部互有关联的独立著作，而不应当混为一谈。需要指出的是，2007年12月上海辞书出版社出版的《中国中医古籍总目》第07803目，未能真切地意识到这一点，偶将《产科四十三症》的别名——《产科全集》，及其最早版本『清嘉庆十六年辛未（1811）刻本』归于《产后编》名下了。这是不对的。事实上，《傅青主女科·产后编》从未单独流传过，它总是以附录于《傅青主女科》一书之后的方式流传。

题名傅山先生撰述的《临产须知全集》的发现，是近年来仅次于傅山手批《黄帝内经》的深入研究（信息来源于：钱超尘、姜燕等．傅山手批《内经》启秘．《山西中医》，2012年第28卷第1至3期连载。）和确认山东蓬莱『慕湘藏书楼现藏有傅山手书墨迹共四种，累计数万字』（信息来源于：杨中良．傅山的药方——浅谈《傅青主手书墨迹》册页．《书法杂志》，河北教育出版社，2005年第5期。虽然上述文献是否为傅山手书存疑，但其内容与傅山家族相关却是肯定的。）之后的重大发现。从学术长远发展的角度考虑，笔者乐见上述文献资料的影印出版。

山西省中医药研究院中医基础理论研究所、『北京中医药薪火传承3＋3工程建设单位钱超尘人文学术传承工作室』成员　赵怀舟　2012年3月17日

臨產須知全集

修德

道光乙酉歲鐫

臨產須知初集

板存湖南龍陽縣東
關内彭永吉刻字店

後附應驗雜方

昔范文正公少時嘗曰吾不能為良相必為良醫陸宣公晚年居家尤留心於醫間有秘方必手自抄錄夫二公為一代名臣豐功偉績照人耳目而於醫學皆三致意焉則其心之切於救人可知矣然求之後世能如二公之存心者蓋寡乙酉歲予館龍邑也園適有羅君頤菴袖塵門方論一冊將欲付梓請敘於予曰此吾西賓孫先生瑋毓芝之所藏

秘本也蓋為傅青主先生手著是編未傳於世孫先生不忍久湮因出此書命抄錄傳送以圖發刻上將体其志而成之也予覽其書分門別類無症不備無方不全治一病必發明受病之因用一藥必指示用藥之故曲折詳盡誠衛生之善道救死之良方也以視夫范陸二公其心之切於救人豈有異哉則孫先生之欲發刊以公諸世也亦宜且醫書浩

繁襍覽爲難岐黄之家尚艱博涉久
墨之士實暇旁搜苟非篇章省約詞義
明顯則披閱不得其解治療安所取裁
是書先明病症次付藥方理明詞簡
即令不知醫之人讀之亦瞭如指掌誠
醫林不可不有之書而羅君碩菴自山
右攜至龍邑捐資發刊廣爲傳播其
樂善之志亦有足嘉云是爲序

旨

道光乙酉歲孟秋月

仙嶋劉樸菴書於也園西軒

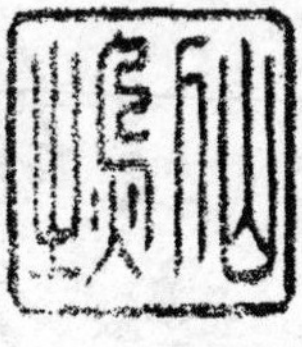

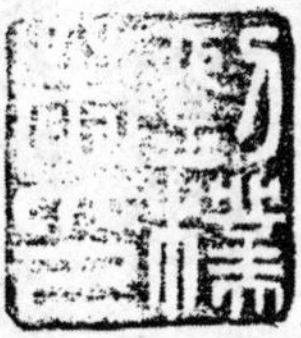

此愚孫先生諱毓芝之所藏秘本也先生山西平定州人
氏辛酉科舉人秉性豪邁存心施濟與人言論好談因
果因出此書令人抄出以圖合力捐資發刻公世今幸
賴諸同事之力得以成先生之志也因畧述其所從來
而付之於梓

道光歲次乙酉孟秋月

羅碩菴書

一卷中有脱畧差錯處未敢妄意增改悉照原本抄出以
俟高明之斟酌也
一附集雜方亦係從原本抄來惟救急良方是愚增入餘
不敢任意多增以掩本來之面目
一是書之刻實由諸君子合力贊成故將所捐銀数附于
卷後以見人有同善之志
一是書雖已發刻然数百餘本所傳有限其有樂善君子
共相鼓舞捐資刻送廣為傳布則愚更有厚望焉

傅青主先生秘傳產門方論

產後總論南山单養增補

凡病起於血氣之衰脾胃之虛而產後尤甚是以丹溪先生論產必當大補血氣雖有他症以末治之夫產後憂驚勞倦氣血暴虛諸症乘虛易襲如有氣無專耗散有食無專消導熱不可用芩連寒不可用桂附寒則血塊停滯熱則新血崩流至若中虛外感見三陽表症之多似可汗也在產後而用麻黄則重竭其陽見三陰裏症之多似可下也在產後而用承氣則重亡其陰耳聾脇痛乃腎虛惡露

之停休用柴胡讝語汗出乃元弱似邪之症毋同胃實厥由陽氣之衰難分寒熱非大補不能回陽而起弱痙由陰血之虧毋論剛柔非滋營不能舒筋而活絡又有乍寒乍熱發作有期症似瘧也如以瘧治遷延難愈神不守舍言語無論病似邪也若以邪治危亡可待去血過多而大便燥結肉蓯蓉加於生化非潤腸承氣之能通去汗過多而小便短澁六君子倍用參芪必生津助液之能利加參生化頻服救產後之危長生活命屢用甦絕穀之人癲疝脫肚多是氣虛下陷補中益氣之方口噤拳攣乃因血燥類

風加參生化之劑產戶入風而痛甚服宜羌活養榮湯玉門傷冷而不閉洗宜蟖兔萸硫散怔忡驚悸生化湯加以定志似邪恍惚安神丸助以歸脾因氣而悶滿虛煩生化湯加木香為佐因食而噯酸惡食六君子加神曲麥芽為良類木莪朮大能破血青皮枳殼最消滿脹一應耗氣破血之藥汗吐宣下之策止可施於狀實豈宜用於胎產哉大抵新產之後先問惡露如何塊痛未除未可遽加芪朮腹中痛止補中益氣湯無疑至若亡陽汗脫氣虛喘促頻服加參生化是從權也又如亡陰火熱血崩厥暈速煎生

化原方乃救急也言雖未盡其意大畧如是而已王太僕云治下補下制以急緩則道路遠而力微急則氣味厚而力重故治産當尊丹溪而固本服法宜效太僕以頻加凡附生死之寄術須着意於極危欲免俯仰之無愧用存心於愛物此雖未盡産症之詳然所聞一症皆援近鄉治驗為據亦未必無小補云耳

臨産須知目録

一正産　二傷産　三調産　四催産　五坐産

六凍産　七熱産　八横産　九倒産　十偏産

十一 礙產　十二 盤腸產　十三 難產　十四 死產　十五 下胞
十六 斷臍帶　十七 臨產保護　十八 臨產調理　十九 逆產橫生　二十 臨產要言
二十一 平家須預修合　二十二 新產論　二十三 產後用藥十誤
二十四 產後忌食物品　二十五 產後危急諸症　二十六 產後寒熱
二十七 胎前患傷寒瘧疾墮胎等症

臨產須知方論

一 正產

有腹或痛或止腰脇酸痛或痛勢急而胞未破名弄胎惟服八珍湯加香附自安有胞破數日而痛尚緩亦服上藥

俟之有痛止後十餘日方產者此時不曉產母即努力逼胎穩婆即入手試水甚則強扯兒胎母子難保戒之

二傷產

胎未足月有所傷動或腹痛或臍痛或服催生藥太早或產母努力太過逼兒錯路不能正產故產母臨月安神靜慮時時緩步不可多睡飽食飲酒醴服雜藥但覺腹中轉動即正身仰臥以待兒身轉順與其費力於臨時不如慎重於先事

三調產

產母臨月擇穩婆便器用備參藥產時不可多人喧鬧二人扶身或憑物跕心煩用滚白水調服白蜜一匙獨活湯更妙或饑服糜粥少許勿令飢渴有生息未順者只說尚有雙胎只說胎衣未下不可使產母驚慌

四催產

胞衣漿紅腰腹痛甚是胎離其經令產母仰卧待兒轉動頭向產門乃可用催生散倘經日久產母困倦難生宜用八珍湯稍佐香附乳香以助血氣胞衣早破漿水已乾宜用八珍湯或十全大補湯料一斤益母草半斤水煎頻服

或以黃芪川芎歸身各數斤大鍋水煎藥氣氤氳滿室使產母口鼻俱受以協濟之八珍湯十全大補湯方見二十七胎前患傷寒瘧疾墮胎等症

五坐產

兒欲生時當從高處牢繫手巾一條令產母以手攀之輕輕屈身令兒生下不可竟坐抵兒生路

六凍產

天寒產母血氣凝滯不能速生故衣裳宜厚產室宜暖背心下體尤宜溫和

七熱產

暑月產母當溫涼得宜產室人衆熱氣蒸逼致頭疼面赤昏暈等症者宜飲清水少許以解之然夏月陰涼風雨亦當避之

八　横產

兒居母腹頭上足下產時則頭向下產母設用力逼之則胎轉至半而横矣當令產母安然仰卧穩婆先推兒身順直頭對產門復以中指挾其肩莫使臍帶羈絆隨服催生藥努力即生

一方　用當歸紫蘇葉各三錢長流水煎服即下

一方　用好精墨濃磨服之

一方　用敗筆頭一個火煅以藕節自然汁調温服

一方　用益母草六兩濃煎汁加童便一大杯服之

九倒産

此是産時兒頭方轉産母用力逼之竟不能轉而倒矣切勿惶懼令産母仰卧穩婆推入候兒自順若良久不生然後手入産户一邊撥兒轉順近産門隨服催生藥即下

十偏産

兒轉身未順生路産母用力逼之致兒頭偏在一邊雖露

頂然非也乃額角耳令產母仰卧穩婆輕手正其頭向產門或兒頭後骨偏在穀道顱露產門穩婆以棉衣炙暖裹手於穀道外旁輕手推正努力自生

十一礙產

兒身順門路正兒頭露出兒轉身臍帶絆肩以致不能生下令產母仰卧穩婆輕手推兒向上以中指按兒肩裡脫臍帶仍將兒身正啞即生

十二盤腸產

產則子腸先出然後生子其腸或未即收以萆蔴子四十

九粒研碎塗產母頭頂腸收急急洗去遲則有害又方只用蓖麻子四十粒去殼研如膏貼頭頂中腸收即忙拭去如腸乾燥以磨刀水少許溫潤之再用磁石煎湯服之磁石須陰陽家用過有驗者

一方腸出盛以淨潔器濃煎黃芪湯浸之即收

一方用紙撚醮蔴油燒着吹滅以烟薰產母鼻中即收

十三難產

交骨不開不能產者用加味芎歸湯一帖良久即下

加味芎歸湯 治交骨不開或五七日不下垂死者

當歸　川芎各一兩　敗龜板一個酒炙　婦人髮一握　須用生過男女者燒灰存性每服五錢水一大樽煎七分

十四死產

子死腹中驗產母舌上青色知胎已死用平胃散一兩酒水各一樽煎八分投朴硝五錢服之即下或用童便調朴硝亦妙後用補劑調理

平胃散　蒼朮米泔水浸炒　厚朴薑炒　陳皮　用炙草為粗末水酒任煎加朴硝再煎一二沸溫服

附方歌　平胃散是蒼朮朴陳皮甘草四般詳除濕

一方用蓖麻子二兩雄黃二錢研成膏塗產婦足下湧泉穴胞衣下胸即洗去遲則有害

散滿驅瘴嵐調胃諸方惟此良

十五下胞

胞衣不下用溫酒送失笑散一劑或益母丸或生化湯送鹿角灰一錢或以產母髮入口令作嘔吐胞衣自下有氣虛不能送出者腹必痛脹單用生化湯

失笑散

五靈脂 蒲黃 俱研為細末每服三錢酒調熱服

附方歌 失笑靈脂共蒲黃惡血腹痛此方良

益母丸 五月五日取益母草陰乾為細末煉蜜為丸彈

子大每服温酒化下一丸

生化湯原方

當歸八錢 川芎三錢 桃仁十四粒 黑姜五分 炙草五分

用好酒童便各半煎服如不甚飲酒者以黃酒代之

又生化湯此非生化湯原方 當歸八錢 川芎三錢 白朮一錢

香附一錢 水煎服加人參三錢更妙

十六斷臍帶

臍帶以棉裹咬斷為妙如遇天寒或因難產母子勞倦宜

以大蒜油紙撚徐徐燒斷以助元氣雖兒已死令暖氣入

臍內多得復生切不可以刀斷也

十七臨產保護

一胞水下一日以上交骨未開宜服大料芎歸湯

二婦人臨產弱婦宜勉強食粥物及助氣血藥

三分娩不可側卧

四產畢不可上床令二人扶住着人從心下輕輕按揉至臍腹六七次雖睡亦時時按之使惡露不留滯

五產婦不可凍腹腹寒則血塊作痛須烘小衣溫之即夏月亦不可單被

六兒生停胞當服生化湯
七冬末春初宜密室四旁置火令和暖下部衣亦不可去
八產婦虛甚如致血暈燒秤錘入陳醋內向鼻薰之
九兒生下後即服生化湯飢服白粥一碗後再服生化湯
二劑
十纔產不可多飲酒少則活血有益多則耗氣
十一七日內不可梳頭及洗下部七日外亦當以溫水就
床坐拭月內不宜洗浴及勞力過多
十八臨產調理

產婦臨月當安神定志時常步履不可多睡飽食過飲若婦人坐草太早心中憂懼累日不下者乃氣結而血不行也用紫蘇和氣飲一劑便產

凡胎胞破早紅水未乾交骨不開停胎不下者急煎大助氣血湯不時與服其胎自下

又有盤腸生生後不收或冷水或醋噀面或背之法恐虛弱人因驚有害華麻子法最妙

又有久而腸為氣所吹乾不能上用糯米泔水火上溫過潤之自收磨刀水亦好

十九逆產橫生

當以繡針刺兒手心足心以鹽擦之輕輕送上兒痛驚轉一縮即回自順若產門已露髮兒未下者臍帶絆也

胎衣不下治之稍緩脹滿上冲心腹疼痛喘急速煎大料生化湯連進三樽則氣旺腹和而胎衣自下　兼送益母丸一法也次用鹿角灰二法也

產婦不可睡倒須先斷臍帶以草薰之寒月火籠被中時換熱衣要緊

脉經云欲產之婦脉雖沉細而滑也同如夜半覺痛應分

娩來日日午定知生身重體弱寒又類舌之脉黑復青及舌上冷子當死腹中須遣母歸冥面赤舌青細尋看母活子死定應準唇口俱青有沫出母子俱死絶易判面青舌赤沫出頻毋死子活定知真小兒落地後[illegible]口鼻黑如塵垢及鼻衄不止内熱陰燥冷汗如油喘息不休者不治之症也急用人參一兩蘇木二兩水煎頻服間有生者不如大料生化湯加人參一兩為穩當乃氣虚血散胃絶肺敗之故

臨盆水來數斗痛聲開口者危

臨盆時漿已來連服大劑補血藥切不可遽加入參倘難産不正（不正謂横生逆産）有埋怨人參之故可另煎參湯俟兒稍出一氣飲之效捷議息矣

附方

大承氣湯（即大料參歸湯）治胞水來而産門不開停胎不下者

當歸（四兩） 川芎（一兩） 人參（一兩） 益母草（一兩） 炙草（一錢） 大熟地（一兩） 滑石（二錢） 茯苓（五錢）

附方歌

大料參歸開産門歸芎熟地炙草參滑石茯苓益母草水來胎停此方精

滋陰易產湯即滑胎散臨月服服滋陰易

人參　川芎　生地　大腹皮　白朮

白茯苓　甘草　當歸　陳皮

附方歌　滋陰易產參朮芎生地廣皮白茯苓甘草

當歸大腹皮臨月滑胎此方雄

催生散　治横產逆產須俟兒順產門方煎服之若未正

先服必致偏逆

百草霜　香白芷　滑石各等分　為末芎歸湯送下二錢

又催生兔腦丸　治横生逆產神効

蜿蛻𧍪疑即蛇蛻皮哭審是否

用臘月兔腦髓一個 母丁香一錢 乳香一小另研 麝香一八

兔腦為丸如欠實大陰乾客封用時以溫酒送下一丸

辟產奪命丹

蜿蛻𧍪煆一錢 蠶故紙燒灰一錢 髮灰一錢 乳香五分

臨產未產時目翻口噤面黑唇青口中涎沫命在須

臾若臉面微紅子死母活急用此方

加味芎歸湯 治子宮不收產門不閉

人參二錢 白朮一錢 黃芪一錢 川芎一錢 當歸二錢

升麻八分 炙草四分 五味子十四五粒

再不收加半夏八分 酒炒白芍八分

二十臨產要言

一陣痛未緊交骨不開雖胞水來不可輕試水

二產戶開兒頭未正不可服催生丹

三胞水來日似若交骨未開宜服大料參歸湯

四弱婦宜勉食粥物及助氣血藥

五不宜滑胎敗血等方

六兒分娩下不可側臥

七兒生停胞要頻服生化湯

八産婦不可凍腹寒入腹痛大患　凡冬月停胎必用坐
床蓋被火籠腹中烘衣和腰若坐守寒威多凍傷大害

二十一孕家須預修合

一生化湯藥料宜在孕七個月買下　二益母丸
三催生丸　四寒月柴炭宜早預備

二十二新産論

産婦宜戒勉強起居沐浴梳頭

生化湯孕至七八月分照方預備
當歸七兩　川芎二兩　桃仁五錢　黑姜五錢　炙草五錢

至胎衣一破速服一帖俟兒生不問正產半產急宜服二帖初服渣留後帖並煎要兩帖共三帖煎要一二時辰內未進飲食先相繼頻服消塊生血自然無暈厥且產婦服一帖即增一帖精神若照尋常病人一日止服一帖豈能挽回將絕之氣血耶

若胎前素弱婦人見危症熱症墮胎不可拘帖數須服至病退方止

若產時勞甚血崩形色脫即加人參三四錢在內頻服無虞若氣促亦加人參三四錢於生化湯中若盡血塊無

滯不可疑參為補而勿用也
有治産婦不用當歸者見偏之甚此方治之萬全無失也
以四物湯理産地黄性寒滯血芍藥酸寒無補且伐血傷
氣誤甚
製黑姜法　用川姜溲削而竪着署炮去皮切片鐵銚漫
炒至黑烟濃起時將銚提起用碗蓋住如是三遍劈開
中心乾黑而不焦便能温補而不發散
二十三産後用藥十誤
一氣不舒而誤用耗氣順氣等藥反增飽悶用陳皮不過

五分禁枳實厚朴

二因傷食而誤用消導之藥及損胃氣甚至絶穀禁枳殻

大黄蓬稜曲朴

三因身熱而誤用寒涼之品必致損胃增熱禁苓連梔柏

升柴

四三日内未曾服生化湯勿用參芪朮以致血塊不消

五毋渇即用地黄以滯惡露毋者禁止之辭

六毋獨用枳殻枳實牛膝以消血塊

七便秘毋用大黄芒硝以瀉或成膨脹

八毋用蘓木稜蓬以行塊而反損新血芍藥酸寒能伐發生之氣勿用

九毋獨用山查湯以攻塊定痛而反損新血

十毋輕服濟坤丹以下胞下胎為害不小可不慎哉

二十四産後忌食物品

一菓忌梨藕柑柿西瓜橘

二食忌涼粉菉豆冷面冷飯

三忌鵞羊牛犬猪首肉鴨蛋鷄蛋俱要停塊作痛尤难治

四忌沙糖酒蕎麵

五忌獨煎山查湯要損新血

六忌多食胡椒艾酒恐行血致崩

七忌生姜酒恐發汗

八忌濃茶汁

九忌莧菜生菜苦菜生冷之物

二十五產後危急諸症

一產兒下連服生化湯二三帖即安

二產婦胎前虛症產畢昏暈急服生化湯一帖就囘第二帖即加人參二三錢以救其急

三分娩後汗出氣短神昏速煎生化湯一帖第二帖即加人參二三錢危急加參至一兩

四產後血崩昏脫其身心溫暖撬開口急服加參生化湯

五產後氣脫煩燥不寧目瞪似邪言語不正急救生化湯一帖隨服滋氣益榮定志湯

六產後日久不食服藥即吐須參二三錢米一大撮姜三片煎服

產後脉經新產之脉緩滑吉實大絃急死來侵又若沉重小者喜忽若堅牢命难存寸口急疾不調死沉細附骨

不絕生

二十六　產後寒熱

凡新產後榮衛俱虛一有感觸易發寒熱身疼腹痛決不可妄投發散之劑當用生化湯為主稍佐發散之藥

產後脾胃虛甚易於停食以致身熱氣口脈甚世人見有身熱便以為外感遽然發散汗出胃氣傷速之死矣當於生化湯內加扶脾消食之藥

大抵產後宜先補血次加氣分之藥若偏補氣而專重參芪非治產之善者也產後補虛用參芪芎歸白芍陳皮

炙草如發熱輕加茯苓淡滲之藥其熱自除重則加乾姜或云大熱而用姜何也曰此非有餘之邪熱乃陰虛生內熱耳乾姜入肺分利肺氣又能入肝分引衆藥生血然必與陰血藥同用之產後惡寒發熱腹痛者當主惡血若腹不痛非惡血也

產後寒熱兼口眼歪邪此皆血氣虛甚當以大補為主左手脉不足補血多於補氣右手脉不足補氣多於補血切不可用小續命等發散之劑

二十七胎前患傷寒瘧疾墮胎等症

胎前或患傷寒疫症瘧疾日久必致墮胎墮後愈增熱因熱消陰血而又繼産失血故也治者慎勿妄論傷寒瘧疾未除誤用梔子豉湯芩連柴柏等藥雖或往來潮熱大小便秘五苓承氣等藥斷不可用只重産輕邪大補血氣頻服生化湯如形脱氣脱或汗脱加生脉散以防暈厥蓋川芎味辛散乾姜能除陰虛火熱雖有便秘煩渴等症只多服生化湯自然津液生而二便通矣若熱用寒藥愈虛中氣誤之甚也

附方

八珍湯即四君子湯合四物湯

人參　白朮　茯苓　甘草

當歸　川芎　白芍　地黃

十全大補湯

當歸一錢　川芎一錢　白芍一錢　熟地一錢　人參一錢

白朮一錢　甘草五分　黃芪炙一錢　肉桂五分　茯苓一錢

姜三片棗二枚水二樽煎八分溫服

附方歌　四物地芍與歸芎血家百病此方通八珍

合入四君子氣血雙療功獨崇再加黃芪與肉桂十

全大補補方雄本方除却地黄藥益以龜版爲歸芎

加味芎歸湯方見前十三難產條

平胃散方見前十四死產條

失笑散

益母丸

生化湯

生化湯原方以上四方俱見前十五下胞條

産後治法一集

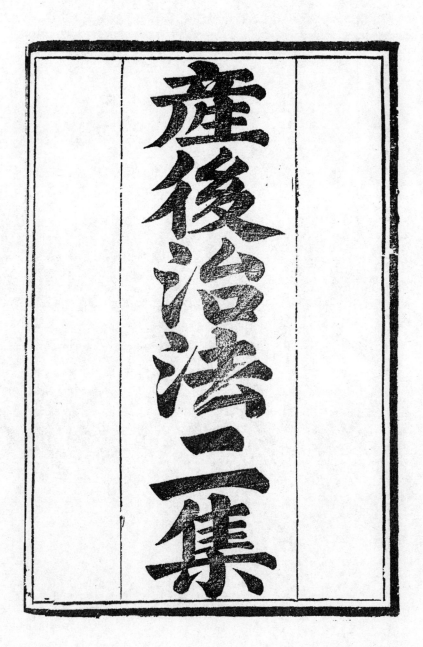

產後諸症治法目錄

一血塊　二血暈　三厥症　四血崩　五氣短似喘
六妄言妄見　七傷食　八忿怒　九類瘧　十類傷寒二陽症
十一類傷寒三陰症　十二類中風　十三類痙　十四汗
十五盗汗　十六口渴小便不利　十七遺尿　十八誤破尿胞
十九患淋瀝小便艱難　廿便數　廿一泄瀉　廿二完穀不化
廿三痢疾　廿四霍乱　二十五嘔逆不食　廿六咳嗽
廿七水腫　廿八流注　廿九膨脹　三十怔忡驚悸　卅一骨蒸
三十二心痛即胃脘痛　卅三腹痛　三十四小腹痛

三十五指節冷痛頭汗不止　三十六遍身疼痛

三十七腰痛　三十八脇痛　三十九陰痛　四十日久惡露不清

四十一乳風　四十二風甚　四十三不語

傅先生產後諸症治法方論

一血塊

醫家所先論慎勿因古局方妄用蘇木蓬稜以輕人命其一切散血方破血藥俱不可用雖山查性緩亦能害人不可擅用惟生化湯治血塊之聖藥也又益母丸或鹿角灰就用生化湯送下一錢外用烘熱衣服暖和塊痛處雖大暑大亦要和暖塊痛處甚有氣不運而暈迷厥切不可妄論惡血搶心用蘇木散血之劑以傷人只頻服生化湯為主行血加生地牛膝敗血加三稜蓬莪朮俗有山查沙糖

消塊椒初艾酒定痛反致崩暈等症勿蹈故轍

如三四日內覺痛減可揉乃虛痛也宜服生化湯加人參為妙

如七日內感寒食冷物血塊結而痛甚者加肉桂入分於生化湯中

如血塊未消不可用參芪用之則痛不止

總之塊勿用峻利藥勿多飲姜椒艾酒頻服生化湯行氣助血外用熱衣以暖腹若紅花以行之蘓木牛膝以攻之非也其胎氣脹用烏藥香附以順之枳殼厚朴以舒之甚

有青皮枳實檳子以下氣定喘苓連梔子黃柏以退熱除煩至於血结便實反用承氣湯下之而愈結汗多小便短濇反用五苓散通之而愈秘非徒無益而又害也

凡小兒落草即照方頻服生化湯三四帖烘暖衣服雖暑月亦當温和則血塊易消如感寒食冷物飲冷茶以致腹痛及停血作痛至半月外不消或如腫毒高寸許或身熱倦甚不思飲食用生化湯加三稜蓬朮肉桂等攻補兼施其塊自消如虛甚食少泄瀉只宜服生化湯加健脾消食之藥待進食止瀉然後服消塊湯

加味生化湯 治血塊日久不消在半月後方可服之

川芎一錢 當歸三錢 黒姜四分 炙草四分 桃仁十五粒去皮尖

三棱醋炒 元胡 肉桂各六分 水煎服

二血暈

分娩之後眼見黒花頭眩昏暈不知人事者一因勞倦甚而氣竭二因大脫血而氣欲絶三因痰火乘虛泛上而神不守當急服生化湯二三帖若偏信古方認為惡血搶心而輕用散血之劑認為痰火而輕用消降之方誤甚也外宜用醋韭冲鼻之法

用韭菜細切納有嘴瓶中用滚醋二樽冲入瓶内急冲
産母鼻孔即醒斷不可謂血上搶心用蘇木等以峻攻
破血又不可用古牡丹奪命方以敗血而殞人命也
如暈厥牙關緊閉急煎生化湯挖開口將鵝毛探喉酒盞
盛而灌之如灌下腹中漸温暖不拘数帖可活外用暖手
在单衣上從心揉按至腹常暖以火
冬月産患此用前法漸引藥下腹至一樽半氣轉又一樽
知人事一兩時内服生化湯四帖完即神清藥少緩且進
粥服藥至十服而安故犯此者速灌藥火暖不可棄而不

救若在冬月婦入身欠暖亦有大害臨分娩之際必預煎生化湯燒秤錘硬石子候兒下地連服二三帖又產婦枕邊行醋韮投錘醋瓶之法決無暈症

又兒生下時合家不可喜子慢母產母不可顧子忽倦又不可產訖即臥或忿怒氣逆皆可致血逆而暈慎之慎之

加味生化湯　治產後三等血暈症

川芎三錢　當歸六錢　黑薑四分　桃仁十粒　炙草五分

荆芥四分　棗二枚　水煎溫服

勞倦甚而暈及血崩氣脫而暈並宜速灌兩服如形色脫

或汗多而脫，皆急服一帖，後即加人參三四錢，一加肉桂四分，决不可疑參為補而緩服。若痰火乘虛泛上而暈，方內加橘紅四分；虛甚加人參二錢；肥人多痰，再加竹瀝七分，姜汁少許。總不可用破血等方。其血塊痛甚，兼送益母丸，或鹿角灰，或元胡散，或獨勝散，上消塊方，服一方見效，不須易方，從權救急。

加參生化湯　治產後形色脫暈，或汗多脫暈。

人參（三錢，有倍加至五錢者）　川芎（二錢）　當歸（五錢）　炙草（四分）

桃仁（十粒）　黑姜（四分）　棗　引水煎服

脉脫形脫將絕之症必服此方加人參四五錢頻頻服之
產後血崩血暈兼汗多宜服此方無汗不脫只服本方不
必加參左尺脉脫亦加參

此方治產後危急諸症可通用一晝一夜必須服三四劑
若照常症服豈能接將絕之氣血扶危急之變症耶產後
一二日血塊痛雖未止產婦氣血虛脫或暈或厥或汗多
或形脫口氣漸冷煩渴不止或氣喘急無論塊痛從權用
加參生化湯以扶危急病勢稍去又當減參且服生化湯

加減法　血塊痛甚加肉桂七分渴加麥冬一錢五味子十一

汗多加麻黄根一錢　如血塊不痛加黄芪一錢以止汗傷飲食麵飽加神麯炒一錢　麥芽炒五分　傷肉食加山查五個　炒砂仁四分

三厥症

婦人生產用力過多勞倦傷脾故逆冷而厥氣上腹滿脉去形減非大補不可豈錢數芎歸能回湯復神耶必用加參生化湯倍參頻進二劑則氣血旺而神自生厥自止矣若服藥而又渴另有生脉散多加參以代茶飲救臟之燥如四肢逆冷又泄痢類傷寒陰症又不宜用四逆湯必倍

參生化湯加附子一片可以回陽止逆且可以行參歸之力矣立二方於左先後分用

加參生化湯　治新產發厥塊痛未止不可加芪朮

川芎二錢　當歸四錢　炙草五分　黑姜四分　桃仁十粒

人參二錢　加棗煎連進二劑

滋榮益氣復神湯　治產後發厥問塊痛已除可服此方

人參三錢　黄芪一錢　白朮土炒一錢　當歸三錢　炙草四分

麥芽一錢　陳皮四分　五味子十粒　川芎一錢　熟地一錢

水煎服　如手足冷加附子五分　汗多加麻黄根一[illegible]

熟棗仁炒一錢 安言妄見加益智 柏子仁 龍眼肉

大便實加肉蓯蓉二錢

大抵産後暈厥二症相類俱須服方急服但暈在臨盆時症急甚於厥宜頻服生化湯幾帖塊化血旺神清暈止若多氣促形脫等症參芪必須加也厥在分娩之後宜用倍參生化湯止厥以復神並補氣血非如上偏補氣血而可愈也要知暈有塊痛芪朮不可加厥症若無塊痛芪朮地黄並用無疑也

四 血崩

產後血大來審血色之紅紫視形色之虛實如血紫有塊乃當去其敗血也止留作痛不可論崩如血鮮紅乃是驚傷心不能生血怒傷肝不能藏血勞傷脾不能統血歸經耳當以崩治先頻服生化湯幾帖則行中有補血寧而氣自旺矣

若形脫汗多氣促宜服倍參生化湯幾帖以益氣非棕灰之可止者

如產後半月外崩又宜升舉大補湯治之此症虛極服藥平穩未見速效俟力足二十帖後諸症頓除

生血止崩湯　治産後血崩

川芎一錢　當歸四錢去尾　黑姜四分　炙草五分　桃仁十粒

荆芥五分　烏梅五分燒灰　蒲黄五分炒　加棗煎服　忌葷椒

熟物生冷

鮮紅血大來加荆芥穗炒　白芷各五分　血竭形敗加人參

三四錢汗多氣促亦加人參三四錢如無汗形不脱氣不

促只服生化湯多服則血自寧有言芎歸但能活血不能

治崩誤甚

升舉大補湯　滋榮益氣如有塊痛只服前方芪朮漫用

黄芪四分　白朮四分　陳皮四分　人参二錢　炙草四分
升麻四分　當歸二錢　熟地二錢　麥冬一錢　川芎一錢
白芷四分　荆芥四分炒黑　黄連三分去心

汗多加麻黄根一錢　浮小麥一撮　大便不通加肉蓯蓉一錢
禁用大黄　有氣磨木香二分　有痰加貝母六分　竹瀝姜汁
少許　寒嗽加杏仁十粒　桔梗五分　知母一錢　有驚加棗仁
炒　柏子仁去油各一錢　傷飯食加神曲麥芽各一錢　傷肉食加
山查　砂仁各八分　俱用泰水煎服　身熱不可加芩連黄柏
傷食怒氣均不可專用耗散無補之藥　凡年老虚人患

宜升舉大補湯

五 氣短似喘

凡産血脫勞傷氣無所恃呼吸止息違其常度有認為痰火反用散氣化痰之方誤人性命當大補血氣為主如有塊不可加參芪朮無塊方可用本方去桃仁加熟地併附子片一足冷加熟附子一錢及參朮陳皮接續補氣養榮湯

加參生化湯

治分娩兒下即患氣促着有血塊不可加芪朮

川芎二錢 當歸四錢 炙草五分 黑姜四分 桃仁十粒

人參二錢棗水煎服連進二三帖然後可服後方

補氣養榮湯 治産後氣短促血塊不痛宜服此方

炙芪 白朮各一錢 當歸四錢 人參三錢 陳皮四分

炙草四分 熟地二錢 黑姜四分 川芎二錢

足冷加熟附子三錢 汗多加麻黄根一錢 浮小麥一撮 渴加麥冬一錢 五味子十粒 大便不通加肉蓯蓉一錢 麻仁一撮 傷飯食加神曲麥芽各一錢炒 傷肉食加山查砂仁各五分

六妄言妄見

此症良由氣血虛損神魂無依也治法當論塊痛有無緩

急若塊痛未除先服生化湯二三劑痛止繼服加參生化湯或補中益氣湯送安神定志丸調治之

如産日久形氣俱不足即當大補氣血安神定志服至藥力充足其病全愈勿謂邪祟噴以法水驚之屢治此症服藥十數帖方效

病虛似邪欲泄其邪先補其虛先調其氣次論諸疾此古人治産後虛症及老年虛喘弱人妄言三症所當用心也

寧神生化湯　治産後塊痛未止妄言妄見未可用芪朮

川芎一錢　當歸三錢　黑姜四分　炙草四分　茯神二錢

桃仁十二粒 人參二錢 陳皮三分 益智仁八分 柏子仁一錢去油 棗水煎服

滋榮益氣復神湯

治產後血塊痛止可服此方妄言妄見即愈

黃芪一錢 白朮一錢 人參二錢 炙草四分 陳皮三分 麥冬一錢 川芎一錢 棗仁一錢炒 五味子十粒 益智仁一錢 柏子仁一錢去油 茯神一錢 蓮子八枚 熟地二錢 元肉八個 棗引水煎服

產後血崩血脫氣喘氣脫妄言神脫雖有血氣陰陽之分

其精散神去一也此亭症少緩亦危症也若非厚藥頻服失之者多矣誤論氣實痰火者非也

新產有血塊痛并用加參生化湯行中有補斯免滯血血暈之失其塊痛止宜用升舉大補湯少佐黃連墜火以治崩脫寧血歸經也宜用倍參補中益氣湯少佐附子助參以治氣脫攝氣歸淵也宜用滋榮益氣復神湯少佐痰劑以清心火寧君主之官也

七傷食

新產之後禁膏粱遠厚味食粥茹蔬乃切務也形體勞倦

脾胃受傷又不善調攝以多食為益胃雖受納脾失轉輸食停不走噯酸惡食治當扶元溫補氣血健脾胃審傷何物佐以消導薄味漸進運化須服生化湯以神曲麥芽消飯麵之食山查砂仁消肉食之傷傷寒冷之物則加吳萸肉桂如產母虛甚則加人參白朮又問有塊然後消補兼施未有不效者也屢見治者不重產後之弱唯知速消傷物反損真氣益增滿悶可不慎哉

加味生化湯　治血塊痛未消服此以消食

川芎二錢　當歸五錢　黑姜四分　炙草五分　桃仁十粒

審問所傷何物加藥如前煎服

健脾消食生化湯　治產後塊痛已除服此消食

川芎一錢　當歸二錢　炙草五分　人參二錢　白朮錢半

審傷何物加法如前　如停寒物日久脾胃虛弱恐藥不能運用可用揉按炒麴熨之更妙凡傷食誤服消導藥反絕粥幾日者宜服此方

長生活命丹

人參三錢　水一樽半煎半樽先用參湯一酒杯送飯鍋焦研粉三匙漸漸加參湯鍋粉引開胃口煎參湯

用新罐或銅杓恐鬧藥氣要嘔也如服寒藥傷着加姜三大片煎湯入參名活命草鍋焦名活命丹此方胄活數十人

八忿怒

產後忿怒氣逆胸膈不利血塊又痛宜用生化湯去桃仁服時磨木香二分在內則塊化怒散不相悖也若輕產重氣偏用木香砂仁枳殼厚朴烏藥等藥則元氣損而滿悶增矣又如怒後即食胃弱停食當審何物加山查砂仁以消肉食神曲麥芽以消麵食若傷寒物留滞脇痛宜加肉

桂莫萸於生化湯中以逐寒定痛慎勿用木香檳榔丸流氣飲子等方便愈虛弱産後重虛之禍不可勝言矣

木香生化湯 治産後血塊未除受氣者

川芎二錢 當歸六錢 黑姜四分 炙草四分 陳皮三分

水棗煎服特磨木香二分加在內 此方減桃仁用木香陳皮前有減乾姜者詳之

健脾化食散氣湯 治産後受氣傷食無塊痛者

白朮二錢 當歸二錢 川芎一錢 黑姜四分 炙草四分

人参二錢 陳皮三分 傷各物加法如前

大抵産後忿怒氣逆及停食二症善治者重産輕怒食必補氣血為主佐以順氣調氣則怒鬱散而元不損佐以健脾消導則停食行而思穀矣若專理氣消食非徒無益而又害之

九類瘧

産後寒熱往來每日應期而發其症類瘧而不可作瘧治夫氣血虛而寒熱更作元氣虛而外邪或侵或嚴寒或極熱或晝輕夜重或日晡寒熱絕類瘧疾治當滋榮益氣以退寒熱有汗急宜止汗或加麻黄根之類只頭有汗而不

及於足乃孤陽絶陰之危症當加地黄當歸之類如陽明無惡寒頭痛無汗且與生化湯加羌活防風連鬚葱白數根以散之其柴胡清肺飲等方常山草菓等藥俱不可用

滋榮養氣扶正湯 治産後寒熱有汗每午後應期發者

人參二錢 炙芪一錢 白朮一錢 當歸三錢 陳皮四分

炙草五分 川芎一錢 麥冬一錢 麻黄根一錢

水棗煎服夜服六味地黄丸清湯送下

加減養胃湯 治産後寒熱往來頭痛無汗類瘧者

川芎一錢 當歸三錢 蒼朮一錢 茯苓一錢 半夏八分

炙草四分 陳皮四分 藿香四分 人參一錢 姜水煎服

有痰加竹瀝姜汁半夏曲 弱人煎服河車丸 凡久瘧不愈兼服參朮膏以助藥力

參朮膏

白朮一斤米泔水浸一宿剉焙乾 人參一兩

用水六碗煎二碗再煎二次共汁六碗合在一處將藥汁又熬成一碗空心米湯化半酒盞

十類傷寒二陽症

産後七日内發熱頭痛惡寒毋專論傷寒為太陽症發熱

頭痛脇痛毋專論傷寒為少陽症二症皆由氣血兩虛陰陽不和而類外感治者慎勿輕產後熱門而用麻黃湯以治類太陽症又勿用柴胡湯以治類少陽症且產母脫血之後而重發汗則虛之禍可勝言哉昔仲景云亾血家不可發散丹溪云產後切不可發表二先生非謂產後真無傷寒之兼也非謂麻黃湯柴胡湯之不可對症也誠恐後輩學業偏門而輕產執成方以發表耳雖知產後真感風感寒其生化湯內芎姜亦能散之又內經云西北之氣散而寒之東南之人收而溫之所謂病同而治異也其意謂

東南人柔弱而西北人剛勁故治病有異惟産後虚勞治不可分南北概當用補少佐散劑雖有他症以末治之又不可不知也

加味生化湯 治産後三日内發熱頭痛等症

川芎一錢 當歸三錢 炙草四分 黑姜四分 桃仁十粒

羌活四分 防丰四分

查刊本去桃仁然必須問有塊痛與否方可議去

服二劑後頭仍痛身仍熱加白芷八分 細辛四分 若發熱不退頭痛如故加連鬚葱頭五個 人參三分

産後敗血不散亦能作寒作熱何以辨之曰時有刺痛者敗血也但寒無他症者陰陽不和也刺痛用當歸乃和血之藥若因積血而刺痛者宜用桃仁紅花歸尾之類

十一類傷寒三陰症

潮熱有汗大便不通毋專論為陽明症口燥咽乾而渴毋專論為少陰症腹滿液乾大便實毋專論為太陰症又汗出譫語便閉毋專論為腸胃燥屎宜下

数症多由勞倦傷脾運化稽遲氣血枯槁腸腑燥渴乃虛症類實當補之症治者勿執偏門輕産而妄議三承氣湯

以治類三陰之症也間有少壯產後患此類症妄下幸而無妨若遇虛弱產婦亦復誤下多致不救重虛之禍大矣屢見妄下成膨誤導反結又有血少數月不通而即下致瀉不止者危哉

婦人良方云產後大便秘若計其日期飲食數多即用藥通之禍在反掌必待腹滿覺脹欲去不能者乃結在直腸宜用猪胆汁潤之若日期雖久飲食如常腹中如故只用補劑而已若服苦寒疎通反傷中氣通而不止或成痞滿誤矣

養正通幽湯　治産後大便秘結類傷寒三陰症

川芎三錢半　當歸六錢　炙草五分　桃仁十五粒　火麻仁一錢炒　肉蓯蓉一錢酒洗去甲膜　汗多便實加黃芪一錢　麻黃根一錢　人参二錢　口燥渴加人参麥冬各一錢　腹滿溢便實加麥冬一錢　枳殼六分　人参二錢　肉蓯蓉一錢　汗出譫語便實乃氣虛血竭精神失守宜養榮安神加茯神遠志肉蓯蓉各一錢　人参白朮各三分　黃芪白芷各一錢　柏子仁一錢去油　以上數等大便燥結症非用當歸人参至半斤數难取功效大抵産後

虛中傷寒口傷寒物外症雖見頭痛發熱或脇痛腰痛是外感宜汗猶當重產亡血禁汗惟宜生化湯量為加減調理無失又如大便秘結猶當重產亡血禁下宜養正助血通滯穩當極矣

又潤腸粥　治產後日久大便不通

用芝麻一升研末和米二合煮粥食潤腸即通

十二類中風

產後血氣暴虛百體以血濡養卒爾口噤牙緊手足筋脉牽攣拘搐症類中風癎痙雖虛火泛上有痰皆當以末治

之勿執偏門而用治風消痰之方以重虛產婦也治法當先服生化湯以生旺新血如見危症三服後即用加參益氣以救血脫也如有痰有火少佐橘紅炒芩之劑竹瀝姜汁亦可加之黃柏黃連切不可並用須慎之

滋榮活絡湯　治產後血少口噤項強筋搐類風症

川芎一錢半　當歸二錢　熟地二錢　人參二錢　黃芪一錢

茯神一錢　天麻一錢　炙草四分　陳皮四分　荊芥四分

防風四分　羌活四分　黃連八分姜汁炒　水煎服有痰加竹瀝姜汁半夏渴加麥冬葛根有食加山查砂仁以消

肉食神曲麥芽以消麵食大便閉加肉蓯蓉錢半汗多加麻黃根一錢驚悸加棗仁一錢炒

天麻丸 治產後中風恍惚語澁四肢不利

天麻一錢 防風一錢 茯神一兩 川芎七分 羌活七分

棗仁 遠志 柏子仁 山藥 麥冬

人參各一兩 細辛四兩 當歸二兩 南星曲八分 石菖蒲一兩

右為細末煉蜜為丸辰砂為衣清湯送下六七十丸

十三類痙

產後汗多即變痙者背強而身反氣息如絕宜速服加減生化湯

加減生化湯 專治有汗變痙者

川芎一錢 麻黃根一錢 當歸四錢 桂枝五分 人參一錢

炙草五分 羌活五分 附子一片 天麻八分 羚羊角八分

如無汗類痙中風用川芎三錢 當歸棗仁防風

十四出汗

凡分娩時汗出由勞傷脾驚傷心恐傷肝也產婦多兼此三者而汗出不可即用斂汗之劑神寧而汗自止若血塊作痛芪朮未可遽加宜服生化湯二三帖以消塊痛隨服麻黃根湯以止虛汗若分娩後倦甚濈濈然汗出形色又

脫乃亡陽脫汗也陽亡則陰隨之故又當從權速灌加參生化湯倍參以敵危急毋拘塊痛婦人產多汗當健脾而斂水液之精益榮衛以噓血歸源灌溉四肢不使妄行於外而汗也雜症雖有自汗盜汗之名其當歸六黃湯不可治產後之盜汗也宜服加參生化湯及加味補中益氣湯二方若服參芪而汗多不止及頭出汗而不至腰足乃危急之症必難療矣如汗出而手拭不及者不治產後汗出氣喘等症虛之極也不受補者不治

麻黃根湯　治產後虛汗不止

人參二錢 當歸二錢 黃芪錢半 白朮一錢 桂枝五分
麻黃根一錢 粉草五分 牡蠣煆一錢 浮小麥一大撮
虛脫汗多手足冷加黑姜四分 熟附子一片 渴加麥
冬一錢 五味子十粒 肥白人產後多汗加竹瀝一盞
姜汁半匙以清痰火 惡風寒加防風桂枝各五分 血
塊不下加熟地三錢 暮服八味地黃丸

八味地黃丸

山萸 山藥 丹皮 茯苓各八錢 澤瀉
五味子各五錢 黃芪一兩 熟地八錢 煉蜜為丸

陽加於陰則汗因而遇風變為痙瘲者有之尤難治故汗多宜謹避風寒汗多小便不通乃亡津液故也毋用利水藥

十五盜汗

產後睡中盜汗醒來即止猶盜瞰人睡而謂之盜汗非自汗之比雜症論云自汗陽虧盜汗陰虛然當歸六黃湯又非產後盜汗方也唯兼氣血而調治之乃為善耳

止汗散　治產後盜汗

人參二錢　當歸二錢　熟地一錢五分　麻黃根五分

黃連五分　浮小麥一大撮　水煎服

又方 煅研末五分 小麥麪炒黃研一錢 二味滚水調服

十六口渴又兼小便不利

産後煩燥咽乾而渴又兼小便不利由失血汗多所致治當助脾益肺升舉氣血則陽升陰降水入經而為血為液穀入胃而氣長脉行自然津液生而便調利矣若認口渴為火而用芩連梔柏以降之認小便不利為水滯而用五苓散以通之皆失治也必因其勞損而温之益之因其留滯而濡之行之則庶幾矣

生津止渴益水飲

人參三錢 麥冬三錢 五味子十粒 黃芪一錢 熟地三錢
當歸三錢 茯苓八分 炙草四分 升麻四分 葛根一錢
汗多加麻黃根一錢 浮小麥一大撮 大便燥加肉蓯蓉不半
渴甚加生脉散代茶飲之不可疑而不用

十七遺尿

氣血太虛不能約束宜八珍湯加升麻柴胡甚者加熟附子一片

十八誤破尿胞

產理不順穩婆不精誤破尿胞膀胱者用參芪爲君歸芎

一本此方内有紫貝二分

為臣桃仁陳皮茯苓為佐猪羊尿胞煎藥百服乃安

又方用生黄絲絹一尺白牡丹皮根為末白芨為末各二錢水二碗煎至絹爛如飴服之宜靜卧不可作聲名補脬飲神效

十九患淋瀝小便艱難

産後虚弱熱客於脬中内虚頻數熱則小便淋瀝作痛

茅根湯　凡産後冷熱淋並治之

石膏　白茅根各一兩　瞿麥　白茯苓各五分　葵子

人參　桃膠　滑石各一分　石首魚頭四個

燈心水煎入齒末空心服

又方　治產後小便痛淋血

白茅根　瞿麥　車前子　葵子　通草

鯉魚齒一百個水煎亦入齒末

二十便數

此症由脬內猶有冷氣因產發動冷氣入脬故也用赤石脂二兩為末空心服

又方　治小便數及遺尿用益智仁二十八枚為末米飲送下二錢

又桑螵蛸散

桑螵蛸炒三十個 人參三錢 黃芪三錢 鹿茸 牡蠣
赤石脂各三兩 為末空心服二錢米飲送下

二十一 泄瀉

産後泄瀉非雜症有食泄洞泄濕泄濡泄水穀注下之論大率氣虛食積與濕也氣虛宜補食積宜消濕則宜燥然惡露未淨難以驟消驟燥當先服生化湯二三帖以化舊血生新血內加茯苓以利水道俟血生然後補氣消食燥濕以分利水道使無滯澁虛虛之失若産後旬日外方論

雜症猶當量虛實而治焉如腹痛下清水腸鳴米飲不下者以寒泄治之如糞水黃赤肛門作痛以熱治之有因飲食過多傷脾成泄氣臭如敗卵以食積泄治之又有脾氣久虛少食食下食鳴急盡下所食之物方覺快者以虛寒瀉治之治法寒則溫之熱則清之脾傷食積分利健脾兼消補虛善為調治無失也

産後虛瀉眼昏不識人弱甚形脫危症必用人參二錢白朮茯苓各二錢附子一錢方能回生若脈浮絃按之不鼓即為中寒此蓋陰先亡而陽欲去速宜大補氣血加附子

黑姜以回陽萬物忽視

加減生化湯　治産後塊未消患瀉

川芎二錢　茯苓二錢　當歸四錢　黑姜五分　炙草五分

桃仁十粒　蓮子八枚　水煎溫服

健脾利水生化湯　治産後塊已除患瀉

川芎一錢　歸身二錢　黑姜四分　炙草五分　茯苓錢半

人參三錢　肉菓製一個　白朮土炒一錢　陳皮五分　澤瀉八分

寒瀉加炙乾姜八分　寒痛加砂仁炮姜各八分　熱瀉加炒

黃連八分　瀉水腹痛米穀不化加砂仁八分　麥芽山查各一錢

瀉有噯酸臭氣加神曲砂仁各八分脾氣久虛瀉出所食物方快以虛寒論瀉水者加蒼朮一錢以燥濕脾氣弱元氣虛必須大補佐消食清熱却寒藥弱甚形色脫必須服第一方參朮苓附必用之藥也諸瀉俱加酒炒升麻蓮子十枚

二十二完穀不化

因產後勞倦傷脾而轉運稽遲也名為飧泄又飲食太過脾胃受傷亦然俗呼為水穀痢是也然產方三月內血塊未消患此症脾胃衰弱未可遽加參芪朮且服生化湯加益智香砂少溫胃氣候塊消後加參芪朮補氣肉菓木香

砂仁益智溫胃升麻柴胡清胃氣澤瀉茯苓陳皮以利水為上策焉

加味生化湯　治產後三日內完穀不化塊未消者

川芎一錢　當歸四錢　黑姜四分　炙草四分　桃仁十粒　茯苓錢半　益智仁一錢　水煎服

參苓生化湯　治產後三日內血塊已消完穀不化胎前素弱患此症者

川芎一錢　當歸二錢　黑姜四分　炙草五分　人參二錢　茯苓一錢　白芍一錢炒　益智仁一錢　白朮二錢土炒　蓮子八枚

肉菓一個製瀉水加澤瀉木通各八分腹痛加砂仁八分渴加麥冬五味子寒瀉加黑姜一錢木香四分食積加神曲麥芽消飯麵砂仁山查消肉食產後瀉痢日久脾胃虛弱完穀不化宜溫助胃氣六君子湯加木香四分肉菓製一個

二十三痢

產後七日內外患赤白痢裏急後重頻併最為難治欲調氣行血而推蕩痢邪猶恐產後元氣虛弱欲滋榮益氣而大補虛弱又助痢之邪盛惟生化湯減乾姜而代以木香

茯苓則善消惡露而兼治痢疾並行而不悖也再服香連丸以俟一二日後病勢漸減可保無虞若產七日外有患褐花色後重頻併虛痢則當加補無疑若產婦稟厚產期已經二十餘日宜服生化湯加連芩厚朴芍藥行積之劑

加減生化湯　治產後七日內患痢

川芎二錢　當歸五錢　炙草五分　桃仁十二粒　茯苓一錢

陳皮四分　木香三分磨　紅痢腹痛加砂仁八分

清血丸　治禁口痢

香連為末加蓮肉粉各一兩半　和勻酒送下四錢

凡産三日後塊散痢疾少减共九症開後依治

一産後久瀉元氣下陷大便不禁肛門如脫宜服六君子湯加木香四分肉菓一個製姜汁五分

二産後瀉痢黄色乃脾土真氣虚損宜服補中益氣湯加木香肉菓

三産後傷麪食瀉痢宜服生化湯加神曲麥芽

四産後傷肉食瀉痢宜服生化湯加砂仁山查

五産後胃氣虛弱瀉痢完穀不化當温助胃氣宜服六君子湯加木香四分肉菓一個製

五皮散方見後水腫條

六産後脾胃虛弱四肢浮腫宜服六君子湯加五皮散

七産後瀉痢無後重但久不止宜服六君子湯加木香肉菓

八産後紅白痢臍下痛用當歸厚朴黄連肉菓甘草桃仁

川芎

九産後痢久色白屬血虛宜服四物湯加荊芥人參

二十四霍亂

因産後勞傷氣血臟腑虛損不能運化食物及感冷風所致陰陽升降不順清濁亂於腸胃冷熱不調邪正相搏上下為霍亂

生化六和湯　治産後塊痛未除患霍亂

川芎二錢　當歸四錢　黑姜四分　炙草四分　砂仁六分

陳皮四分　霍香四分　茯苓一錢　姜三片水煎服

附子散　治産後霍亂吐瀉手足逆冷須無塊痛方可服此

白朮一錢　當歸二錢　陳皮四分　黑姜四分　丁香四分

甘草四分　人參一錢　附子五分　共為末粥飲調下

每服二錢

溫中湯　治産後霍亂吐瀉不止無塊痛者可服此方

人參　白朮　當歸　厚朴　黑姜

茯苓　草豆蔻　姜三片水煎服

二十五嘔逆不食

產後勞傷臟腑寒邪易乘於腸胃則氣逆嘔吐而不下食也又有瘀血未淨而嘔者亦有痰氣入胃胃口不清而嘔者當隨症治之

加減生化湯　治產後嘔逆不食

川芎一錢　當歸三錢　黑姜五分　甘草五分　砂仁五分

霍香五分　淡竹葉七片　薑汁二匙　水煎服

溫胃丁香散　治產後七日外嘔逆不食

當歸三錢 白朮二錢 黑姜四分 丁香四分 人參一錢
陳皮 炙草 前胡 霍香各五分 姜三片水煎服

石蓮散 治產婦嘔吐心冲目眩
石蓮子一兩五錢去殼心 白茯苓一兩 丁香五錢
共為細末米飲送下

生津益液湯 治產婦虛弱口渴氣少由產後血少多汗
內煩不生津液
人參 茯苓 麥冬各一兩 大棗 竹葉
浮小麥 炙草 瓜蔞根 大渴不止加蘆根

本有天粉

二十六咳嗽

産後七日外感風寒咳嗽鼻塞聲重惡寒勿用麻黄以動汗嗽而脇痛勿用柴胡湯嗽而有聲痰少面赤勿用涼藥凡産後有火嗽有痰嗽必須調理半月後方可用涼藥半月前切不可用

加味生化湯　治産後外感風寒咳嗽鼻塞聲重

川芎一錢　當歸二錢　杏仁十粒　桔梗四分　知母八分

有痰加半夏曲虚弱有汗咳嗽加人參總之産後不可發汗

加參寧肺生化湯　治産後虛弱旬日內感風寒咳嗽聲重有痰或身熱頭痛及汗多者

川芎　人参　知母　桑白皮各一錢　當歸二錢

杏仁十粒　甘草　桔梗各四分　半夏七分　橘紅三分

虛人痰多加竹瀝一杯　姜汁半匙　水煎服

加味四物湯　治半月後乾嗽有聲痰少者

川芎　白芍　知母　瓜蔞仁各一錢　生地

當歸　訶子各二錢　冬花六分　桔梗　甘草

兜鈴各四分　水煎服

二十七水腫

産後水氣手足浮腫皮膚見光瑩色乃脾虛不能制水腎虛不能行水也必用大補氣血為主佐以蒼朮白朮茯苓補脾壅滿用半夏陳皮香附消之虛人加人參木通有熱加黄芩麥冬以清肺金健脾利水補中益氣湯七日外用人參白朮各二錢茯苓白芍各一錢陳皮五分木瓜八分紫蘇木通腹皮蒼朮厚朴各四分大便不通加郁李仁麻仁各一錢如因寒邪濕氣傷表無汗而腫宜姜皮半夏蘇葉加補氣氣血方中以表汗

五加皮散　治產後風濕客傷脾經氣血凝滯以致面目

浮虛四肢腫脹氣喘

五加皮一錢　地骨皮一錢　茯苓皮一錢　大腹皮一錢

姜皮一錢　水煎服

又云產後惡露未盡停留胞絡致令浮腫若以水氣治之

投以甘遂等藥誤矣但服調經散則血行而腫自消

調經散

沒藥另研　琥珀另研　肉桂　赤芍　當歸各一錢

研為末每服五分姜汁酒各少許調服

二十八流注

產後惡露流於腰臂腿足關節之處或漫腫或結塊久則腫起作痛肢體倦怠急宜用葱熨法以治外腫內服參歸生化湯以散血滯無緩也則未成者自消已成者自潰

葱熨法 用葱一握炙熱搗爛作餅敷腫處用厚布二三層以熨斗火熨之

參歸生化湯 治流注已成者潰未成者消

川芎錢半 當歸三錢 炙草五分 人參二錢 黃芪錢半

肉桂五分 馬蹄香二錢

此症若不補氣血慎起居節飲食亦有得生者也如腫起

一本云：神仙回膿散

作痛起居飲食如常是病氣有餘形氣未損易治若漫腫微痛起居倦怠飲食不足病氣又不足最難治或未成膿或成膿未潰氣血虛也宜服八珍湯憎寒惡熱陽氣虛也宜服十全大補湯晡後大熱陰氣虛也宜四物湯加參朮丹皮嘔逆胃氣虛也宜服六君子湯加炮姜乾姜食少體倦脾氣虛也宜服補中益氣湯四肢冷逆小便頻數腎氣虛也宜補中益氣湯加益智仁一錢

神仙回洞散　治產後惡露流注日久成腫用此宣導其膿若未補血氣至旺若此方不可妄用

二十九膨脹

婦人素弱臨產又勞中氣不足胸膈不舒而轉運稽遲若產後即服生化湯以消塊止痛又即服加參生化湯以助胃健脾自無中滿之症其膨脹因傷食而誤消因氣鬱而誤散多食冷物而停滯惡露又因血虛大便燥結誤下而愈脹殊不知血氣兩虛血塊消後當大補氣血以補中虛治者若但知傷食宜消氣鬱宜散惡露當攻便結可下則胃氣反損滿悶愈增氣不升降濕熱積久致成膨脹豈知消導佐於補中則脾胃強而所傷食氣消散助血兼行則

大便自通惡露自行矣

如產後中氣不足微滿誤服耗氣藥而成脹者宜服補中

益氣湯

人參　白朮　當歸各五分　白茯苓一錢　川芎

白芍各四分　木香三分　蘿蔔子四分　水煎服

如傷食誤服消導藥成脹或脇下積痛宜服健脾湯

人參　白朮　當歸各三錢　白茯苓　神曲

白芍　茱萸各一錢　陳皮　大腹皮各四分　砂仁

麥芽各五分　水煎服

如大便不通誤服下藥成脹及腸中作痛宜服養榮生化湯
當歸四錢 白芍一錢 茯苓一錢 白术二錢 人參一錢
陳皮五分 腹皮五分 香附五分 桃仁十粒 蓯蓉一錢
塊痛用此湯藥送四消九一錢若屢誤服下藥須用參歸
半斤熬膏滾白水瀉開送四消丸則大便自通膨脹自除
矣凡誤服消食耗氣下藥致絕穀者用長生活命丹屢效

長生活命丹方見傷食條

三十 怔忡驚悸

由產後憂驚勞倦去血過多則心中跳動不寧謂之怔忡
若惕然而驚心中怯怯如人將捕之狀謂之驚悸若此二

症惟調和脾胃補養心血志定神清而病愈矣如分娩後血塊未消宜服生化湯且補血行塊血旺則怔定驚平不必加定志安神劑如塊消痛止後患此症宜服加減養榮湯

當歸　川芎各二錢　茯神　棗仁　人參

麥冬　遠志　白朮　黃芪各一錢　元肉八枚

陳皮　炙草各四分　姜三片水煎服　虛煩加竹瀝姜汁竹茹一團本方去川芎麥冬加木香即歸脾湯

養心湯　治產後心血不安驚悸不定

炙芪一錢　茯神八分　川芎八分　當歸二錢　麥冬一錢

遠志八分　柏子仁一錢　人參一錢半　炙草四分

五味子十粒　姜水煎服

安神丸　與前藥兼服

黃連酒洗三錢　生地三錢　歸身三錢　炙草五分

共為細末蒸餅糊丸菉豆大硃砂二錢為衣每服二

十丸滾白水送下

三十一　骨蒸

產後血分受虧邪熱乘之因成骨蒸宜服保真湯先服清骨散

柴胡梅連丸　即清骨散作湯速效

本作各物

柴胡　前胡　黃連　烏梅各二錢

共為末聽用再將猪脊髓一條猪苦胆一個韮菜白十根各一寸同搗成泥入童便一酒盞搗如稀糊入藥末再搗為丸如菉豆大每服三四十丸滚白水送下如上膈熱多食後服藥此方男女骨蒸皆可用之不專治產婦

保真湯

黃芪六分　人參二錢　白朮二錢　炙草四分　川芎六分

當歸二錢　天冬二錢　麥冬二錢　白芍二錢　枸杞二錢

黃連六分炒　黃柏六分炒　知母二錢　生地二錢　五味子十粒

地骨皮六分 棗三枚去核水煎服

加味大造丸 治骨蒸勞熱若服清骨散梅連丸效不服此方

人參一兩 當歸一兩 麥冬八分 石斛八分酒蒸 柴胡六分

生地二兩 胡連五錢 山藥一兩 枸杞一兩 黃柏七分酒炒

先將麥冬地黃搗爛後入諸藥同搗為丸再加蒸紫

河車另搗焙乾為末煉蜜為丸

三十二心痛

即胃脘痛胃脘在心之下因勞倦傷風寒及食冷物而作

痛俗呼為心痛心可痛乎哉血不足則怔忡驚悸不寧耳

若真心痛手足青黑色旦夕死矣治當散胃中之寒氣消胃中之冷物必用生化湯佐散寒消食之藥無有不安若棉棉而痛可按而止之問無血塊則當論虛而加補也產後心痛腹痛二症相似因寒食與氣上攻於心則心痛下攻於腹則腹痛均用生化湯加肉桂茱萸等溫散之藥也

加味生化湯

川芎一錢 當歸三錢 黑姜五分 炙草五分 肉桂八分 茱萸八分 砂仁八分 水煎服

傷寒食即加肉桂茱萸傷麵食加神曲麥芽傷肉食

加山查砂仁大便不通加肉蓯蓉

三十三腹痛

先問有塊無塊塊痛只服生化湯調失笑散加元胡一錢

無塊則是遇風冷乘虛作通宜服加减生化湯

川芎一錢當歸四錢黑姜四分炙草四分防風七分

吳萸六分白蔻五分桂枝七分痛止去之隨傷食物所加如前

三十四小腹痛

産後虛中感寒飲冷其寒下攻小腹作痛又有血塊作痛

者又産後血虛臍下痛者並治之

加減生化湯

川芎一錢 當歸三錢 黑姜四分 炙草四分 桃仁十粒

有塊痛本方中送前胡散亦治寒痛若無塊但小腹痛亦可按而少止者屬血虛加熟地三錢 前胡肉桂各一錢 為末名前胡散

三十五虛勞指節冷痛頭不止 方用

人參三錢 黃芪二錢 生姜三片 淡豆豉十粒 韮白十寸 當歸三錢 猪腎二個 先將猪腎煮熟取汁煎藥八分溫服

甘草一本作三錢

三十六遍身疼痛

產後百節開張血脉流散氣弱則經絡間血多阻滯累日不散則筋脉牽引骨節不利故腰背不能轉側手足不能動履或身熱頭痛若誤作傷寒發表汗出則筋脉動傷手足厥冷變症出焉

趁痛散 治遍身疼痛

當歸一錢 甘草三分 黄芪 白朮 牛膝

獨活 肉桂各八分 韭白五根 姜三片水煎服

三十七腰痛

由女人腎位係胞腰為腎府產時勞傷腎氣損動胞絡或虛未復而風乘之也

養榮壯腎湯 治產後感風寒腰痛不可轉

當歸二錢 防風四分 獨活 桂心 川芎 杜仲 續斷 桑寄生各八分 生姜三片 水煎服 兩帖後痛未止屬腎虛加熟地三錢

加味大造丸 治產後日久氣血兩虛腰痛腎弱 方見骨蒸條

青娥丸 胡桃二十個 破故紙八兩酒浸炒 杜仲一片姜汁炒去絲 石為細末煉蜜為丸淡醋湯送下六十丸

三十八脇痛

脇痛者乃肝經血虛氣滯之故氣滯用四君子湯加青皮柴胡血虛用四物湯加柴胡人參白朮若概用香燥之藥則反傷清和之氣無所生矣

補肺散　治脇痛

山萸　當歸　五味子　山藥　黃芪

川芎　熟地　木瓜　白朮　獨活

棗仁　各等分　水煎服

三十九陰痛

產後起居太早陰戶感風作痛衣被難近身體用

祛風定痛湯

川芎一錢 當歸三錢 獨活 防風 肉桂

荊芥各五分 茯苓一錢 地黃二錢 棗二枚 水煎服

付陰瘡陰蝕陰中瘡名曰䘌瘡或痛或癢如蟲行狀濃汁

淋漓陰中幾盡者由心腎煩鬱胃氣虛弱致氣血留滯經

云諸瘡癢痛皆屬於心治當補心養腎外以藥薰洗

十全陰餌散

川芎 當歸 白芍 地榆 甘草各等分

用水五升煮二升去滓薰日三夜一先洗後薰
又方用蒲黄一升水銀二两二味調匀搽
又方用蝦蟆兎糞等分為末敷瘡
又方治痔蟲食下部及五臟取東南桃枝輕打頭散以棉纏之用石硫黄末將縛桃枝燃之截一短竹筒先納陰户中以桃枝燒烟薰之
四十惡露日久不散
分娩兒下惡露隨下則腹不痛而體自安若腹欠温暖或傷冷物以致惡露凝塊日久不散則虚症百出矣或身熱

骨蒸食少羸瘦或五心煩熱月水不行其塊在兩脇動則雷鳴嘈雜暈眩發熱似瘧時作時止如此數症治者欲泄其邪先補其虛必用補中益氣湯送二消丸則元氣不損而惡露可消

加味補中益氣湯

人參一钱　白朮二钱　當歸三钱　黄芪一钱　白芍一钱

陳皮四分　甘草四分　姜棗煎服

三消丸　治婦人死血食積痰飲三症

黄連一两　一半用吴茱萸煎汁酒炒去渣　一半用益智仁同炒去益智仁不用

萊服子一兩半炒 川芎五分醋炒 桃仁五分醋炒 山梔五錢醋炒
青皮五分醋炒 三棱五錢醋炒 莪朮五錢醋炒 香附一兩童便浸炒 山查一兩

右為末蒸餅為丸食遠服用補中益氣湯送下五六十丸或用白朮三錢陳皮五分水一樽煎五分送下亦可

四十一 乳癧

乳頭屬足厥陰肝經乳房屬足陽明胃經若乳房壅腫結核色紅數日外腫痛潰稠膿膿盡而愈此屬胆胃熱毒氣血壅滯名曰乳癰易治若初起内結小核不紅不腫不痛積之歲月漸大如巉巖山破如熟榴難治

治法腫痛寒熱宜發表散邪痛甚宜疎肝清胃膿成不潰用托裏肌肉不生膿水清稀宜補脾胃濃出及潰惡寒發熱宜補氣血飲食不進或作嘔吐宜補胃氣乳岩初起用益氣養榮湯加歸脾湯間可內消若用行氣破血之劑速亡甚矣

瓜蔞散　治一切癰疽並治乳癰

瓜蔞一個連皮搗爛　生甘草五分　當歸三錢　金銀花三錢

乳香五分　沒藥五分　白芷一錢　青皮五分　水煎服

癰者六腑不和之氣所致陽滯於陰則生癰

回脈散　乳癰未潰時服此毒從大便出虛人不可用

大黃三錢半　白芷八分　乳香另研　木香另研　沒藥
穿山甲各五分恰蛤粉拌炒　共為細末人參二錢煎湯調藥末服

十全大補湯

人參　白朮　黃芪　熟地各三錢　茯苓八分
甘草五分　川芎八分　金銀花三錢　瀉加黃連肉菓
渴加麥冬五味子寒熱往來用馬蹄香搗散凡乳癰
服薏苡仁粥甚好

又方用烏藥軟白香辣者五錢水一碗牛皮膠一片同煎

一本作藍糊根

七分温服如孕婦腹内癰此二方可通用

又有乳吹乃小兒飲乳口氣所吹乳汁不通壅結作痛不急治則成癰宜速服瓜蔞散更以手揉散

四十二風甚

用山羊血取包心者於新瓦上焙乾研末老酒沖下五六分為度重者止用八分其效如神

又方用抱不出殼雞子瓦上焙乾酒調服

如虛寒危症用藍鬍子根割皮新瓦焙乾温服一錢為度雖危可保全安

四十三不語

此症由産後惡血停蓄於心故心氣閉塞舌強不語也須用七珍湯

人參　石菖蒲　川芎　生地各一兩　辰砂研　防風各五錢　細辛一錢　共為細末用薄荷湯送下一錢

有因痰氣鬱滯閉口不語者用好明礬一錢為細末沸湯送下

又方　治産後不語

人參　石蓮子去心　石菖蒲各等分　水煎服

婦人良方云產後瘖心腎虛不能發聲七珍散脾氣鬱結歸脾湯脾虛食少四君子湯氣血俱虛八珍湯不效獨參湯更不效急加附子補其氣以生血若單用佛手散等破血藥誤甚矣當參看婦人良方為要

附録雜方二集

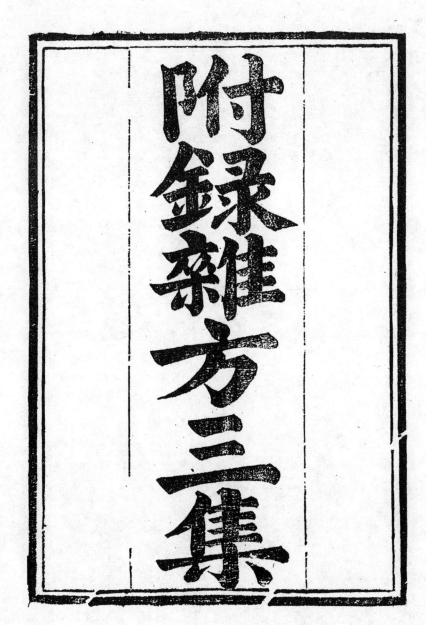

附録保産仙方

此方係潭州莊先生諱一德所傳因屢用見效故録方行世分両炮製一一照方切不可妄意增減將差一月前預服一劑分娩時保無他患

當歸身酒洗一錢五分　大芎藭一錢五分　菟絲子酒泡透或煮一錢

白芍藥酒炒一錢二分冬月止用一錢　荆芥穗八分　川貝母去心研一錢　紫厚朴姜汁炒七分　祁艾葉米醋炒七分　陳枳殼麩炒六分　川羌活五分

生黃芪八分　生甘草五分

右水二樽姜三片煎八分預服着空心服臨産着隨

時服如人虛加人參五分生產不遂者一劑立下將產前不安者預服一劑臨產減痛無虞或前兩月傷動胎氣者一服即愈難產催生或交骨不開胎死胎衣不下一切難產命在呼吸者無不立下神效

附集 此方專治久病不寐用此服之神效

製半夏四兩 千里水十碗放盆內着人輪流揚一萬遍用水五碗加泡淨脫殼高粱米七合半煎之候熟時用粗羅過湯服之不過一茶杯即睡

又方 治小兒口瘡牙痛不能服藥者

莫茱萸六錢為末以陳醋和末為麵用油紙包於小
兒左足心一宿即愈

又録傳先生定胎方

歸身　陳皮　川芎　白芍　熟地
香附　莫萸炮去黑水去蒂梗酒炒二分　茯苓八分　丹皮七分
經行過期色淡着加官桂　炮姜　艾葉醋炒五分　姜一
片水一碗煎八分空心服渣再煎臨卧服經行時服
起連用四劑

接骨神方

十歲至二十歲

射香三分 血竭 陳皮 甘草各一兩 乳香 没藥各三錢去油

二十歲至四十歲

射香四分 血竭 陳皮 甘草各一兩 乳香 没藥各一兩俱去油

四十歲至百歲

射香三分 血竭一兩 陳皮 甘草各三錢 乳香 没藥各三錢俱去油

以上六味為細末拌勻分為兩半聽用白公雞一隻無襍毛者活將毛拔盡去頭足急用斧頭搡爛時即將藥末一半撒於肉中候搡爛即將肉攤在新梭布上將

所剩一半藥盡撒在雞肉上裹患處外以寬布纏住不可太緊太鬆上藥時須切記時分以十二時為準不可太過不可不及過十二時不去藥結骨不開亦為廢人

又方青皮四兩　治法同前

補集

産後大便不通用生化湯内減黑姜加麻仁脹滿加陳皮血塊痛加肉桂元胡索

如燥結十日以上肛門必有燥糞用蜜棗導之

煉蜜棗法

好蜜二三兩火煉蜜滾至茶褐色先用濕棹傾蜜在棹上用手作如棗樣挿入肛門待次大便去蜜棗方便

又方用蔴油口含竹管入肛門內吹油四五口腹內糞和即通或猪胆亦可

保產無憂散

當歸錢半　川芎錢三分　枳殼六分麸炒　祁艾五分醋炒　紅花五分

紫厚朴七分姜炒　川羌活五分　川貝母一錢　荊芥穗八分

炙黃芪七分　兎絲子二錢酒洗　炙甘草五分　白芍一錢二分炒

右藥十三味只用十二味各照分兩稱準不可任意加

減徒服不靈若安胎去紅花不用若催生去䒷艾不用一劑用井水一樽半煎一樽姜三片為引熱服渣用水一樽煎半樽熱服倘不好再用水一樽煎半樽服之即好不用二劑

滑胎煎　胎氣臨月宜常服數劑以便易生

當歸三五錢　川芎五七錢　杜仲二錢　熟地三錢　枳殼七分

山藥二錢　水二樽煎八九分食遠溫服

如氣體虛弱者加人參白朮隨宜用之便實多滯者加牛膝三分

治產後雞爪風

桑柴灰三錢燒存性　魚膠三錢炒　手指甲十個炒

共為末做一付　黃酒送下即汗即愈

催生方

硇砂硼砂共硃砂　青鹽膽礬一時加
大黃斑貓紅娘等　八味原來果不差
每服三分好酒下　吃在肚中任由他
項粱門上擊一把　水路門中去等他
若問此藥名和姓　鐘呂二仙去摘瓜

百效膏、專治貽筋骨疼痛瘤疾風濕等症如神

虎骨　川烏　草烏　防風各一兩　當歸五錢

羌活　獨活各八錢　官粉二兩　真香油五兩

右將前藥咀片除官粉將餘藥俱入油內浸二三日浸透放炭火上將藥熬焦去渣再熬徐徐入官粉不住手攪撓以滴水成珠為度離火候咽盡加乳香没藥各三錢

人馬平安散

明雄黃一錢　硃砂一錢　冰片一分三厘　射香一分五厘

共為細末磁瓶收貯治男女大小心口臌悶水瀉痢疾

心腹疼痛等症用胃㬠男先點左眼女先點右眼點之即愈兼治牛馬猪羊等畜

治心口痛方　用大棗一枚去皮去核古月七個搗爛和刁湯送下即愈

又方　一個烏梅兩個棗　七個杏仁一處搗

男酒女醋送下去　不害心疼直到老

大資生丸方　老人用

人參五錢　茯苓二兩　雲朮三兩　山藥炒一兩　薏米一兩半

健蓮去心二錢　芡實兩半　麥芽炒一兩　神曲炒八錢　白芥子炒八

炒陳皮一兩 白蔻八錢 扁豆一兩五錢 炮姜八錢 當歸一兩

酒炒東仁一兩半炒 遠志七錢 炙草八分酒洗

共為細末煉蜜為丸如彈子大每服三丸或以逍遥散

或以歸脾湯送下亦可

衛生館大健脾丸原方

白朮二兩 山藥二兩 陳皮一兩 扁豆二兩 薏米二兩

芡實一兩 桔梗一兩 藿香五錢 黄連二錢姜炒 白蔻三錢

澤瀉八錢 健蓮一兩 山查一兩 麥芽一兩 神曲一兩

炙草一兩 煉蜜為丸二錢重滚水送下

豆豉方

砂仁　豆蔻　官桂　蓽撥　良姜

紫蘇　薄荷　茴香

每斤瓜子四兩鹽茴香一兩亦用蒜與瓜子同以上各味俱等分為末内用珍珠曲少許

健脾丸

白朮二兩五錢土炒　蓮子二兩五錢去心　山藥二兩五錢炒　山查二兩五錢

芡實二兩　茯苓一兩

以上六味俱飯上蒸晒兩次加神曲五錢白芍五錢白

色大米蟲五錢陳皮二錢澤瀉二錢如瘦極成痈加芦
會三錢杜仲二錢如泄瀉加肉菓煨三錢如内熱口乾大
便結加黃連姜炒二錢潮熱加柴胡三錢骨蒸加地骨皮五錢
有蟲加使君子三錢肚腹脹大大便閉塞腸鳴作聲加
檳榔五分木香一錢煉蜜為丸如弾子大空心米
飲送下二三錢宜常服

尿白方　為風寒濕氣傷着用此方

小茴香二兩微炒用上好真酒一大筩猪尿泡一個將茴
香真酒装入泡内將口控好沙鍋内用水上火煮以

酒盡為度取出晒乾研末每服三錢紅糖水沖服

又方 因人事過多傷者用此方

川軍三錢研末 用雞子一個包入泥內上火燒之以熟為度去皮黃將川軍末與雞白共為一處和丸梧子大每服二錢真酒送下連造三次服完可全愈

又方 川軍三錢 牡蠣三錢 芡實三錢

共為細末用雞清和丸梧子大每服三錢開水送下分三日用服完即愈

又方 用八味丸原方加白菓仁七個三五服即愈

木耳丸　治腰腿痛

萵苣子白色四两　枸杞子四两　白木耳半斤　蜜為丸

治腹痛寒積食積方

生姜一两　柿蒂七個　砂仁五粒　山查五錢　乾蘿葡一撮

紅糖一两　棗二枚煎服

治乳疼方

生半夏一個研末　葱白一寸　搗為泥用絹包之左乳疼塞入右鼻孔右乳疼塞入左鼻孔

傷風腿疼方

蒜瓣　荊芥　防風　紅花　地骨皮
川烏　草烏　乳香　沒藥各三錢　透骨草
煎湯洗畢火乾覆被見汗即愈如未效再洗一二次

豬懸蹄丸　治婦人下⿸疒番

蛇床子一两微炒　豬懸蹄一個炒　皂礬五錢　枯礬五錢
南烏棹一两　燒砂三錢炒　樺皮二錢　食鹽一錢炒
棗泥為丸核桃大雄黃為衣甘草米泔水洗淨入藥三日內服龍胆瀉肝湯忌食胡椒蕎麵魚北瓜房事百日

治疥方　大楓子三錢　核桃仁三錢　人言一錢　水銀一錢

研末為六丸晚間於心窩上用一丸以手旋轉之一夜一丸病輕者用三四丸即愈重者或再配一料

治寸白蟲方

百部根五錢　檳榔五錢　水煎一劑蟲一齊下

解暑方

紅糖　白糖　武彝茶　核桃　水煎服

治夏日中暑氣紅白痢疾方

山查炒黑五錢　紅糖五錢　白糖五錢　蘿蔔一個　藿香錢半

若白痢用紅糖一兩　若紅痢用白糖一兩　煎服

滋陰補水方

魚膘一两剪碎蛤粉炒　沙苑蒺藜酒洗炒　全當歸各四两酒洗

牛膝三两酒洗　枸杞子三两揀淨　蜜為丸黃酒送下

治腿上濕瘡方

榆條　椿條　柳條　桑條　槐條各两

荆芥　當歸　葱鬚　蒜瓣　川椒各撮

水十碗煎五碗洗洗後敷以銀杏散

銀珠一两　杏仁五錢　京粉五錢　研細末

治楊梅瘡方

生軍五錢　熟軍五錢　川山甲三錢　桃仁三錢　歸尾三錢
銀花三錢　甘草三錢　每丸一錢日可服三四丸

洗楊梅方

大豆　甘草　槐條一枝　蒿　米泔水煎洗

膏藥方

婦人血餘半斤減洗淨油為妙　當歸四兩　川芎五兩
甘草三兩　牛膝四兩　琥珀一兩五錢　當門子一兩
黄丹半斤　真香油二斤　槐條攪不可用幼女寡婦之血餘紅紙攤如核桃大瘡有管着用白建丹一粒後用去腐生肌散如無管但腫不用別藥

洗胎毒方

荆芥五錢 蒲公英五錢 甘草五錢 槐條三尺 葱鬚一撮 艾一撮 花椒三錢 水一沙鍋煎洗

應驗救急良方

道光元年歲在辛巳山東河南等處地方瘟疫流行治門傳染初起脉散牙緊發昏手足麻痺閉目不語喉腫心疼醫多不知其治誤認喉風死者無數茲竟蔓延江浙蘇郡南京蕪湖等處中若輙死頃刻無救紛紛莫解詎蒙兩江制憲 孫大人查得乾隆元年貴州省曾傳此

恙傷人甚衆後遇雅者受曰此症名硃砂症又曰心經疔因此其方如法製用則可保無恙矣後應如響果救無算今茲瘟氣流行兩江其症如一大憲憐憫民心天地好生之德幸得此方所謂藥至病除萬無一失矣故今刊錄神方公諸海內此症甚急藥宜早備病至求藥則無及矣願有力君子製藥以備施治此亦惻隱好仁之一端耳

牙皂三錢五分　硃砂二錢五分　明雄二錢五分　北細辛三錢五分

廣皮二錢　藿香二錢　桔梗二錢　蘋薄荷二錢

枯凡一錢五分　白芷二錢　防風二錢　法半夏二錢
麝香二錢　管仲二錢　甘草一錢

照分兩稱足共為細末磁瓶收貯勿令走氣遇有前症用藥三分吹入鼻內稱足一錢姜湯冲服服藥後用紅紙燃照心窩背心二處見有紅點發現即用針刺破內有紅筋挑出方保無事若稍大意命在須臾此非偽言切勿輕視此藥不但專治此病凡一切感冒風寒痧症亦可治之

今将各位所捐銀数開列於左

明遠堂捐銀貳两　寧遠堂捐銀壹两

豐益堂捐銀貳两　樹槐堂捐銀貳两

敦和堂捐銀陸两　承德堂捐銀叁两

攸寧堂捐銀貳两　錫福堂捐銀壹两

居易堂捐銀伍两　德榮堂捐銀貳两伍錢

聿修堂捐銀貳两伍錢　樂道堂捐銀拾两

印送姓氏列後

山西汾州府介休縣尊德堂印送一百部